Beiträge zur Gesundheitsökonomie und Versorgungsforschung (Band 56)
Andreas Storm (Herausgeber)

Kinder- und Jugendreport 2024

dak.de/forschung-1290

Beiträge zur Gesundheitsökonomie und Versorgungsforschung (Band 56)

Kinder- und Jugendreport 2024

Fokus Umwelt und Klima

Herausgeber:
Andreas Storm, Vorsitzender des Vorstands der DAK-Gesundheit
DAK-Gesundheit
Nagelsweg 27-31, D-20097 Hamburg

Autoren:
Alena Zeitler; Jana Diekmannshemke; Dr. Katharina Weinert; Dr. Julian Witte; Dr. Manuel Batram;
Dr. Lisa Wandschneider; Lena Hasemann (Vandage GmbH)

Unter Mitarbeit von
Stefan Suhr; Franziska Kath; Gregor Drogies; Max Luthmann; Dr. Malte Klee (DAK-Gesundheit)
Prof. Dr. Wolfgang Greiner (Lehrstuhl für Gesundheitsökonomie und Gesundheitsmanagement,
Universität Bielefeld)
Dr. Maria Albers; Dr. Antje Herbst; Dr. Christof Wettach (Deutsche Allianz Klimawandel und Gesundheit)
Dr. Michael Hubmann (Bundesverband der Kinder- und Jugendärzt*innen e. V.)

Bielefeld & Hamburg
Mai 2025

Bibliografische Informationen der Deutschen Nationalbibliothek
Die Deutsche Nationalbibliothek verzeichnet diese Publikation in der
Deutschen Nationalbibliografie; detaillierte bibliografische Daten sind im Internet über
http://dnb.d-nb.de abrufbar.

Bei der Herstellung des Werkes haben wir uns zukunftsbewusst für umweltverträgliche und wiederverwertbare Materialien entschieden. Der Inhalt ist auf elementar chlorfreiem Papier gedruckt.

MIX
Papier | Fördert gute Waldnutzung
FSC® C013205
FSC
www.fsc.org

Alte Eppelheimer Str. 42/1
69115 Heidelberg
E-Mail: info@medhochzwei-verlag.de
Web: www.medhochzwei-verlag.de
Informationen zur Produktsicherheit finden Sie unter
www.medhochzwei-verlag.de/Produktsicherheit

medhochzwei

ISBN 978-3-98800-157-3
ISBN eBook: 978-3-98800-158-0

Fotos: © Gettyimages/AlesVeluscek (Titelbild); DAK-Gesundheit/Läufer (Foto Storm, Umschlag Rückseite); privat (Foto Wandschneider, Umschlag Rückseite)
Titelbildgestaltung: Natalia Degenhardt
Satz: Strassner ComputerSatz, Heidelberg
Druck: mediaprint solutions GmbH, Eggertstraße 28, 33100 Paderborn
Printed in Germany
A001

Vorwort

Wir leben in einer dynamischen Zeit mit vielen Krisen und Konflikten. Politische Unsicherheiten, Kriege, der Klimawandel sowie die immer noch in Analysen messbaren Auswirkungen der Corona-Pandemie hinterlassen signifikante Spuren – mit großem Einfluss auf die körperliche und seelische Gesundheit junger Menschen. Wichtig ist: Die Gesundheit von Kindern und Jugendlichen in Deutschland muss weiter im Fokus gesellschaftspolitischer Diskussionen bleiben. Vor diesem Hintergrund analysiert der Kinder- und Jugendreport jährlich die Daten von Mädchen und Jungen, die bei der DAK-Gesundheit versichert sind, um zentrale Entwicklungen in der Versorgung und Gesundheit sichtbar zu machen.

Fokus Umwelt und Klima

2024 beleuchtete der DAK-Kinder- und Jugendreport unterschiedliche Themen von Sprach- und Sprechstörungen über Infektionskrankheiten bis hin zu Verhaltensstörungen. Der besondere Fokus lag auf gesundheitlichen Belastungen durch Umweltfaktoren wie Hitze und Feinstaub. Unter dem Themendach „Fokus Umwelt und Klima" wurden Abrechnungsdaten der DAK-Gesundheit mit Umweltfaktoren verknüpft. Ferner wurden in einer repräsentativen Forsa-Befragung Minderjährige und ihre Eltern befragt. Mit Blick auf das Gesundheitsrisiko Hitze zeigen die Analysen, dass drei Viertel der Kinder und Jugendlichen in Deutschland bei Hitze leiden. Häufige Beschwerden sind Schlafprobleme, Kopfschmerzen und Müdigkeit. Ab 30 Grad steigt bei Kindern das Risiko für behandlungsbedürftige Hitzeschäden wie Sonnenstiche, Krämpfe oder Erschöpfungssymptome um das 8-Fache. Bereits ab 25 Grad lassen sich negative Auswirkungen auf die Gesundheit nachweisen.

Mit dem vorliegenden Kinder- und Jugendreport setzt die DAK-Gesundheit bewusst den Fokus Umwelt und Klima und thematisiert die Auswirkungen von Hitze auf die Gesundheit von Kindern und Jugendlichen in Deutschland. Hitzeschutz ist Kinderschutz. Wir brauchen einen wirksamen Hitzeschutz von der Kita bis zur Schule, vom Spielplatz bis zum Fußballplatz. Wir werden die Entwicklung weiter im Blick behalten und regelmäßig monitoren.

Diagnose- und Versorgungsgeschehen im Längsschnitt

Die Gesundheit von Kindern und Jugendlichen sichtbar und Versorgungsherausforderungen messbar machen: Das ist der Anspruch, mit dem die DAK-Gesundheit vor acht Jahren als erste bundesweit agierende Krankenkasse den Kinder- und Jugendreport initiiert hat. Insbesondere die Verknüpfung von Erkrankungs- und Versorgungsdaten im Längsschnitt auf Basis von Abrechnungsdaten ist eine Besonderheit des Reports.

Der Kinder- und Jugendreport wird kontinuierlich fortgeschrieben und blickt aktuell auf eine zusammenhängende Datenreihe der Jahre 2017 bis 2023, welche das vollständige ambulant-ärztliche, therapeutische und stationäre Leistungsgeschehen beinhaltet. Der Report umfasst dabei repräsentative Daten von rund 800.000 Kindern im Alter von 0 bis 17 Jahren. Dies ermöglicht nicht nur einen detaillierten Blick auf Erkrankungs- und Versorgungsschwerpunkte und deren zeitliche Entwicklung, sondern auch die Untersuchung regionaler Unterschiede. Der Report ist damit die größte systematische Analyse zur Kindesgesundheit in Deutschland.

Der DAK-Kinder- und Jugendreport versteht sich nicht nur als datenbasierte Analyse, sondern auch als Referenz für gesellschaftliche, politische und wissenschaftliche Diskussionen. Durch den interdisziplinären Austausch mit Expertinnen und Experten – von der Analysekonzeption bis hin zur Interpretation und Kommunikation der Ergebnisse – wird sichergestellt, dass praxisnahe Erkenntnisse in die Weiterentwicklung der Gesundheits- und Familienpolitik einfließen. Gerade in herausfordernden Zeiten wie diesen möchte der Report dazu beitragen, die gesundheitliche Situation junger Menschen nachhaltig zu verbessern und konkrete Handlungsperspektiven für Prävention und Versorgung aufzuzeigen.

Wir danken den Leserinnen und Lesern dieses Reports für ihr Interesse an den vorliegenden Ergebnissen und hoffen, mit dem Kinder- und Jugendreport 2024 einen Beitrag für eine positive Entwicklung der Gesundheit von Kindern und Jugendlichen in Deutschland zu leisten.

Andreas Storm

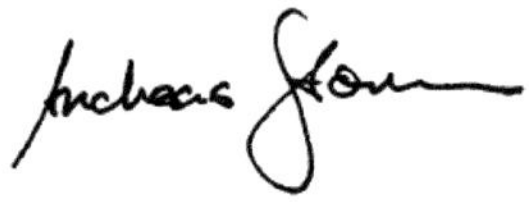

Vorstandsvorsitzender der DAK-Gesundheit

Hamburg, Mai 2025

Inhaltsverzeichnis

1. Einleitung

Der Kinder- und Jugendreport der DAK-Gesundheit beinhaltet eine umfassende Analyse der gesundheitlichen Situation der heranwachsenden Generation. Die Beschreibung der gesundheitlichen Lage von Kindern und Jugendlichen sowie die Untersuchung beeinflussender Faktoren sind von großer Bedeutung für die öffentliche Gesundheit. Für den vorliegenden Report wurden die Abrechnungsdaten von rund 800.000 Kindern und Jugendlichen ausgewertet, die zwischen den Jahren 2017 und 2022 bzw. (im Hinblick auf einige durchgeführte Analysen) 2023 bei der DAK-Gesundheit versichert waren. Dabei fließen u. a. Daten aus Kliniken, Arztpraxen sowie der Arzneimittelversorgung in die Analysen ein. Seit dem Jahr 2018 liefert der Kinder- und Jugendreport regelmäßig aktuelle und umfassende Erkenntnisse zur Gesundheitslage junger Menschen in Deutschland.

Der Kinder- und Jugendreport 2024 untersucht die Gesundheit von Kindern und Jugendlichen in Deutschland mit besonderem Fokus auf den Einfluss von Umwelt- und Klimafaktoren. Das Schwerpunktkapitel 2 widmet sich der Aufarbeitung der Assoziation von Umweltbedingungen und der gesundheitlichen Entwicklung von Kindern und Jugendlichen. Erhöhte Temperaturen, Hitze, Feinstaub- und Stickstoffdioxidbelastungen werden dabei näher untersucht sowie die Atemwegsgesundheit von Kindern und Jugendlichen.

Kapitel 3 analysiert weitere gesundheitliche Aspekte von Kindern und Jugendlichen. Dazu gehören Krankenhausbehandlungen von psychischen und Verhaltensstörungen durch Alkoholmissbrauch und von Essstörungen wie Anorexie. Ein weiteres Thema des Kinder- und Jugendreports sind übertragbare Krankheiten wie Scharlach und Läusebefall. Sprach- und Sprechstörungen sowie Kurzsichtigkeit sind ebenfalls Gegenstand der Analyse.

Zusammenfassend liefert der Kinder- und Jugendreport 2024 wichtige Erkenntnisse zur gesundheitlichen Entwicklung junger Menschen in Deutschland. Die Analysen verdeutlichen, dass Umwelt- und Klimafaktoren eine wichtige Rolle für die Gesundheit spielen und Maßnahmen zur Verbesserung der Luftqualität sowie zur Anpassung an klimatische Veränderungen erforderlich sind. Die Daten aus Kapitel 3 unterstreichen zudem die Sinnhaftigkeit präventiver Maßnahmen im Bereich der psychischen Gesundheit und der Früherkennung von Sprach- sowie Sehproblemen.

2. Kinder- und Jugendgesundheit im Kontext von Umwelt und Klima

Die World Health Organization (WHO) bezeichnet den Klimawandel als die „größte Gesundheitsbedrohung für die Menschen" (WHO 2021a). Zwischen den Jahren 2030 und 2050 werden infolge des Klimawandels weltweit 250.000 zusätzliche Todesfälle pro Jahr erwartet (WHO 2021a). Fast jedes zweite Kind weltweit ist dabei nach Schätzung des Kinderhilfswerks der Vereinten Nationen durch die Auswirkungen des Klimawandels „extrem stark gefährdet". Eingeordnet werden diese Prognosen durch einen von UNICEF herausgegebenen Index, wobei Deutschland den 142. Rang der 163 am stärksten betroffenen Nationen belegt (United Nations International Children's Emergency Fund (UNICEF) 2021). Deutschland gilt damit zwar nicht als eines der potenziell am stärksten vom Klimawandel bedrohten Länder, dennoch spielen Maßnahmen zum Umweltschutz sowie zur nachhaltigen Ausrichtung der Gesundheitsversorgung eine bedeutende gesellschaftspolitische Rolle. Die nachhaltige Ausrichtung Deutschlands wird durch die „Deutsche Nachhaltigkeitsstrategie" (DNS) wesentlich bestimmt, die der strategischen Entwicklung des Landes unter sozialen, ökonomischen und ökologischen Aspekten, unter der Berücksichtigung planetarer Grenzen und des Lebens in Würde, dient. Das dritte Ziel der DNS gibt bspw. durch neun Indikatoren vor, wie ein gesundes Leben für alle Menschen jeden Alters gewährleistet und ihr Wohlergehen gefördert werden kann (Bundesregierung 2021). Das stellt ein anspruchsvolles Bestreben dar, da die Folgen des Klimawandels vielfältig sein können. Sie können nicht nur physischer Art sein und z. B. zu einer Förderung von Atemwegserkrankungen und/oder Infektionen, Verletzungen oder auch Todesfällen führen, sie können auch psychische Belastungen wie Stress, Angstzustände, Traumata und Depressionen fördern. Zu berücksichtigen sind ferner soziale Determinanten wie z. B. Wohnort, Geschlecht, Alter oder sozioökonomischer Status, da soziale Ungleichheiten im Kontext von Exposition und Vulnerabilität gegenüber Folgen des Klimawandels berücksichtigt werden müssen (Bolte et al. 2023).

Die Vulnerabilität von Kindern und Jugendlichen gegenüber Umwelteinflüssen hat viele Ursachen. Sie haben eine längere Lebenserwartung, indem sie über mehr zukünftige Lebensjahre verfügen, sodass sie im Vergleich zu älteren Personen den Auswirkungen des Klimawandels länger ausgesetzt sein werden. Durch eine frühe Exposition im Kindes- und Jugendalter steigt das Risiko, dass sich Erkrankungen im Laufe des Erwachsenenalters herausbilden können, wobei der Zeitversatz zwischen Exposition und Krankheitsentstehung Dekaden umfassen kann (Landrigan et al. 2004). Beispielsweise können aus einer Exposition gegenüber UV-Strahlung Sonnenbrände resultieren, was das Risiko auf Hautkrebs erhöht. Da bei Kindern die Regulationsfähigkeit der Körpertemperatur noch nicht vollständig ausgebildet ist, schwitzen sie weniger als Erwachsene. Die erhöhte Vulnerabilität von Kindern gegenüber erhöhten Temperaturen durch Flüssigkeitsverlust und Überhitzung ist zudem auf ein geringeres Risikobewusstsein gegenüber hohen Temperaturen zurückzuführen (Bundesministerium für Umwelt, Naturschutz, nukleare Sicherheit und Verbraucherschutz o. J.). Kinder sind gegenüber Luftverschmutzungen besonders exponiert, da sie proportional zu ihrem Körpergewicht mehr Luft und damit auch potentiell mehr Schadstoffe als Erwachsene einatmen. Da sich Kinder häufiger im Freien aufhalten und ihre Nasen und Münder sich häufig auf Höhe von Auspuffrohren von Fahrzeugen befinden, sind sie den Abgasen von Verbrennungsmotoren stärker ausgesetzt als Erwachsene. Föten und Kinder während ihrer ersten Lebensjahre sind gegenüber Luftbelastungen besonders vulnerabel, da sich neben den Lungen auch der gesamte Körper in der Entwicklung befindet und Schadstoffe im Vergleich zu Erwachsenen weniger effizient abgebaut werden können. Diese Personengruppe ist Luftbelastungen insb. in geschlossenen Räumen (bspw. durch Zigarettenrauch) ausgesetzt (WHO 2018a).

Der DAK-Kinder- und Jugendreport ermöglicht es, die besonders schutzbedürftige Gesundheit von Kindern und Jugendlichen thematisch breit darzustellen, sodass diese u. a. in Verbindung mit Themen des Klimawandels gebracht werden kann. Der Klimawandel stellt dabei nicht nur eine zukünftige Herausforderung für die Menschheit dar; seine Auswirkungen sind seit Jahren beobachtbar und prägen bereits das Aufwachsen von Kindern und Jugendlichen. Der Kinder- und Jugendreport stellt eine bislang einzigartige longitudinale Analyse der Gesundheit und gesundheitlichen Versorgung von ca. 800.000 Kindern und Jugendlichen im Alter von 0 bis 17 Jahren, die bei der DAK-Gesundheit versichert sind, dar. Im Rahmen der vorliegenden Fokus-Analyse werden basierend auf den Versorgungs- bzw. Routinedaten der Jahre 2017 bis 2022 potenziell umweltassoziierte Erkrankungen und deren Versorgung in Verbindung mit der Exposition gegenüber Umweltfaktoren und Wetterereignissen analysiert.

Die Untersuchung des Einflusses von Umweltfaktoren, klimatischen Entwicklungen und Wetterereignissen auf die Gesundheit und Gesundheitsversorgung ist ein komplexes Vorhaben, da die einzelnen Themenbereiche „Gesundheit" und „Umwelt" vielseitig sind und sich deren diverse Bestandteile sowohl innerhalb als auch zwischen den Themenbereichen beeinflussen. Aufgrund der Vielschichtigkeit des Untersuchungsgegenstandes muss im Rahmen einer ersten analytischen Annäherung eine Fokussierung auf einzelne Themenbestandteile erfolgen. Dementsprechend gilt für die folgenden Ausführungen, dass nur ein Ausschnitt aus der komplexen Lebensrealität wiedergegeben werden kann. Analyseschwerpunkt dieser ersten Aufarbeitung des Themas „Kinder- und Jugendgesundheit im Kontext von Umwelt und Klima" sind potenzielle Assoziationen zwischen der Entwicklung von Temperatur und Luftbelastungen und dem Auftreten bzw. dem Verlauf von Atemwegserkrankungen, die bei Kindern und Jugendlichen zwischen 2017 und 2022 diagnostiziert wurden.

Das Ziel dieser Analyse besteht darin, die Entwicklung der Erkrankungshäufigkeiten und Leistungsinanspruchnahmen von Kindern und Jugendlichen mit ausgewählten Atemwegserkrankungen im Kontext der Entwicklung verschiedener Umweltfaktoren zu betrachten. Als Umweltfaktoren werden erhöhte (Extrem-)Temperaturen und Luftbelastungen (konkret: Feinstaub und Stickstoffdioxid) untersucht. Die Zielstellung dieser Analyse lässt sich durch die Frage „Steigt bei erhöhtem Umweltfaktor die Morbidität ausgewählter Erkrankungen?" konkretisieren.

2.1 (Ausgewählte) Faktoren der Umwelt und ihr Einfluss auf die Gesundheit

2.1.1 Klimawandel

Durch den Begriff „Klima" werden Wettererscheinungen zusammengefasst, die den Atmosphärenzustand an einem definierten Ort bzw. Gebiet über einen bestimmten, längeren Zeitraum beschreiben. Ausgedrückt wird die Beschreibung der meteorologischen Größen (z. B. Temperatur, Niederschlag, Wind) durch verschiedene statistische Parameter (z. B. Häufigkeiten, Extremwerte, Mittelwerte). In Abgrenzung zum Klima beschreibt das Wetter den Atmosphärenzustand an einem konkreten Ort bzw. Gebiet zu einem bestimmten Zeitpunkt bzw. kurzen Zeitraum (Umweltbundesamt 2021a). Seit der Industrialisierung lässt sich ein Anstieg der globalen Durchschnittstemperaturen in Bodennähe feststellen. Damit verbunden ist der Klimawandel, der zu einem bedeutenden Teil durch den Menschen verursacht wird, sodass auch von dem anthropogenen Klimawandel gesprochen wird. Hintergrund dessen ist die Einflussnahme auf den Treibhauseffekt durch den Menschen. Der Treibhauseffekt besteht zum einen darin, dass durch die in der Atmosphäre enthaltenen Treibhausgase kurzwellige Sonnenstrahlung passieren kann, sodass sich die Erde erwärmt. Zum anderen wird die langwellige Wärmestrahlung durch die Atmosphäre zurückgehalten, sodass die Wärme, die auf die Erde einstrahlt, nicht wieder gänzlich in den Weltraum abgegeben wird. Ohne den natürlichen Treibhauseffekt wäre die Erde vereist. Dieser Treibhauseffekt wird allerdings durch das menschliche Handeln so verstärkt, dass es zu einem weiteren Temperaturanstieg kommt, da sich mehr Gase in der Atmosphäre sammeln und damit weniger Wärme an das Weltall abgegeben werden kann (Umweltbundesamt 2016). Die Emission von Treibhausgasen [z. B. Wasserdampf (H_2O), Methan (CH_4), Kohlendioxid (CO_2), Lachgas (N_2O) oder Ozon (O_3)] führt zu dem Temperaturanstieg, da sich die Gase in der Atmosphäre sammeln (Umweltbundesamt 2016). Durch das Verbrennen fossiler Energieträger (z. B. Kohle, Erdgas, Erdöl), die Ausweitung von Viehwirtschaft und von industrieller Produktion steigt der Ausstoß von Treibhausgasen (Umweltbundesamt 2016). Hinzu kommen Gase, die ausschließlich vom Menschen generiert werden, wie bspw. Fluorchlorkohlenwasserstoffe (FCKW) oder Schwefelhexafluorid (SF_6) (Umweltbundesamt 2016).

„Klimaschutz ist Gesundheitsschutz" (Deutsche Allianz Klimawandel und Gesundheit 2021). Mit Unterzeichnung des Pariser Klimaschutzabkommens hat sich Deutschland im Jahr 2016 dazu verpflichtet, die globale Erwärmung unter 2 °C gegenüber der vorindustriellen Zeit zu halten. Anzustreben ist dabei das 1,5-Grad-Ziel, denn eine Überschreitung dessen (die mit dem 2-Grad-Ziel bereits in die internationale Klimapolitik Einzug gehalten hat) führt mit einem hohen Risiko zu der Auslösung von irreversiblen Kipp-Punkten (Umweltbundesamt 2021b). Durch Überschreitung von Kipp-Punkten (z. B. Entwaldung des tropischen Regenwalds, Abschmelzen des grönländischen Eisschildes, Rückgang borealer Wälder) können Kaskadeneffekte ausgelöst werden und neue Klimagleichgewichte sowie Ökosystemzustände entstehen (Lenton et al. 2008). Diese Klimaänderungen können das menschliche Anpassungsvermögen überfordern, insb. dann, wenn die Veränderungen irreversibel sind. Daher drängt auch das Umweltbundesamt (UBA) auf das Ergreifen von Maßnahmen zur Minderung von Treibhausgasemissionen und zur Anpassung an die nicht vermeidbaren klimatischen Veränderungen (Umweltbundesamt 2008). Das im Jahr 2024 in Kraft getretene Klimaanpassungsgesetz (KAnG) soll die Umsetzung der Klimaanpassungsstrategie des Bundes sowie die Zusammenarbeit von Bund, Ländern und weiteren Verwaltungsträgern sicherstellen, sodass Klimaanpassungskonzepte für Gemeinden und Kreise entwickelt werden (Bundesregierung 2023).

Die Auswirkungen des Klimawandels variieren räumlich innerhalb Deutschlands. Laut der Klimawirkungs- und Risikoanalyse (KWRA) (Umweltbundesamt 2022a) wird erwartet, dass es bis zur Mitte des Jahrhunderts an den Küstenregionen und im Nordwesten Deutschlands zu einer leichten Zunahme der durchschnittlichen Temperatur, sowie von Hitze und Trockenheit kommen wird (Abbildung 1). Für den Nordwesten wird ein leichter Anstieg von Starkregen prognostiziert, wohingegen dieser an den Küsten stark zunehmen wird. Es wird erwartet, dass im Osten Deutschlands die Durchschnittstemperatur, Hitze und Starkregen stark zunehmen werden, wobei das Gebiet Mitte des Jahrhunderts als die trockenste Region gekennzeichnet ist. Für den Südosten wird eine sehr starke Zunahme von Hitze und durchschnittlichen Temperaturen vorhergesagt, wobei Trockenheit stark zunehmen wird. Das Mittelgebirge Deutschlands wird von sehr starker Zunahme der Trockenheit sowie einer starken Zunahme von Hitze und Starkregen betroffen sein.

Abbildung 1: Klimaraumtypen in Deutschland und absehbare klimatische Veränderungen bis zur Mitte des Jahrhunderts

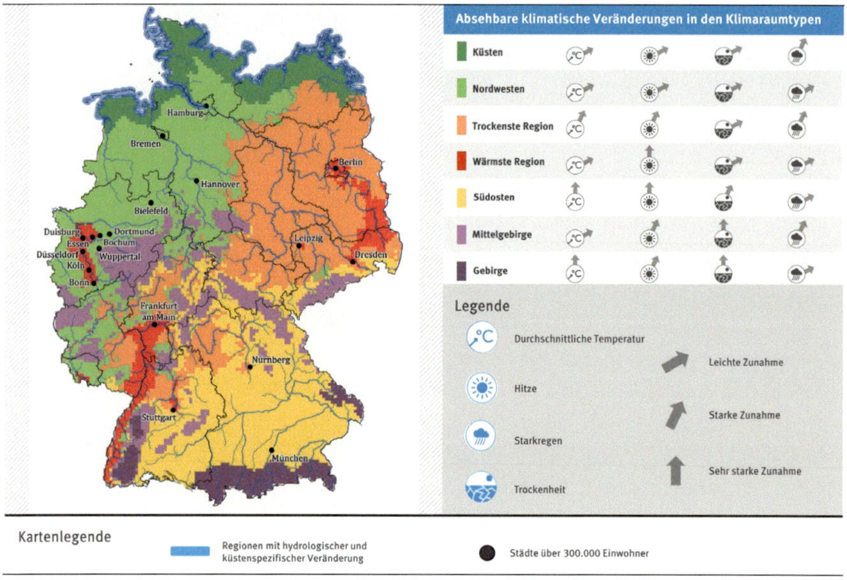

Datengrundlage: Klimadaten: Deutscher Wetterdienst, Klimaraumtypen: Eurac Research, Verwaltungsgrenzen: Bundesamt für Kartographie und Geodäsie Deutschland, Hydrologie: Joint Research Centre, Städte, Küstenlinie: EuroGeographics.

Quelle: Umweltbundesamt 2022a

Durch den Klimawandel werden Faktoren der Gesundheit beeinflusst. Solche Determinanten können z. B. gemäßigte Temperaturen, saubere Luft und sauberes Trinkwasser sein (WHO 2021a). Der Klimawandel ist ein übergreifender umweltbedingter Risikofaktor für die physische und psychische Gesundheit, der weitere Risikofaktoren bündelt, die sich untereinander bedingen und verstärken (Umweltbundesamt 2022b). Die Wahrnehmung und die Auswirkungen des Klimawandels auf die psychische Gesundheit von Kindern und Jugendlichen konnte durch eine Befragung von 10.000 Kindern und Jugendlichen aus zehn unterschiedlichen Ländern untersucht werden (Hickman et al. 2021). Deutlich wurde, dass der überwiegende Anteil der 16- bis 25-Jährigen im Angesicht des Klimawandels „sehr oder extrem" besorgt (59 %) oder zumindest mäßig besorgt ist (84 %). Knapp die Hälfte (45 %) gab an, dass sich ihre Gefühle im Zusammenhang mit dem Klimawandel negativ auf ihren Alltag und ihre Funktionsfähigkeit auswirken, drei Viertel (75 %) der Befragten sagen, dass sie die Zukunft beängstigend finden. Erwartbar ist ferner, dass infolge des Klimawandels die Zahl der Menschen zunehmen wird, die aufgrund von klimatischen Veränderungen aus ihren Heimatländern fliehen müssen, was ein Bevölkerungswachstum für den mitteleuropäischen Raum vermuten lässt. Diese prognostizierten Entwicklungen werden auch für die nationalen Gesundheitssysteme Chancen und Herausforderung bergen. Die weltweiten direkten Gesundheitskosten des Klimawandels werden auf ca. zwei bis vier Mrd. US-Dollar p. a. geschätzt (WHO 2021a).

Durch den demografischen Wandel und die Erderwärmung wird sich in den kommenden Jahren der Anteil der Personen ausweiten, der vulnerabel gegenüber Hitzebelastungen ist. Der erhöhte Anteil älterer Personen über 65 Jahren sowie der hohe Urbanisierungsgrad stellen für Europa besondere Herausforderungen dar. Risikogruppen des Klimawandels sind Ältere, schwangere Frauen, Neugeborene und Kleinkinder, Menschen mit chronischen Erkrankungen, arme Bevölkerungsgruppen sowie Menschen mit Flüchtlings- oder Migrationshintergrund (WHO 2021a). Sozial benachteiligte Bevölkerungsgruppen sind häufiger und stärker von Umweltproblemen betroffen und Menschen mit niedrigen sozialen Status sind in einem höheren Maß industrie- und verkehrsbedingten Luftschadstoffen ausgesetzt (Umweltbundesamt 2021c). Die folgenden Kapitel setzen sich mit ausgewählten Faktoren des Klimawandels und deren Auswirkungen auf die menschliche Gesundheit auseinander.

2.1.2 Temperatur

Der Wert der globalen Oberflächentemperatur lag zwischen den Jahren 2011 und 2020 um +1,1 °C höher als die Werte zwischen 1850 und 1900. Der Grad eines nicht-nachhaltigen und emissionsfördernden Verhaltens variiert sowohl zwischen den Ländern dieser Welt als auch innerhalb der Länder sowie zwischen Einzelpersonen stark (Intergovernmental Panel on Climate Change (IPCC) 2023). In Deutschland betrug die durchschnittliche Jahresmitteltemperatur im Jahr 1881 (Beginn der Temperaturmessungen) 7,3 °C, im Jahr 2023 wurde der Höhepunkt der Durchschnittstemperatur mit 10,6 °C erreicht (Abbildung 2). Das Minimum liegt im Jahr 1940 bei 6,6 °C (Deutscher Wetterdienst 2024c).

Abbildung 2: Entwicklung der Jahresdurchschnittstemperatur (1881–2023)

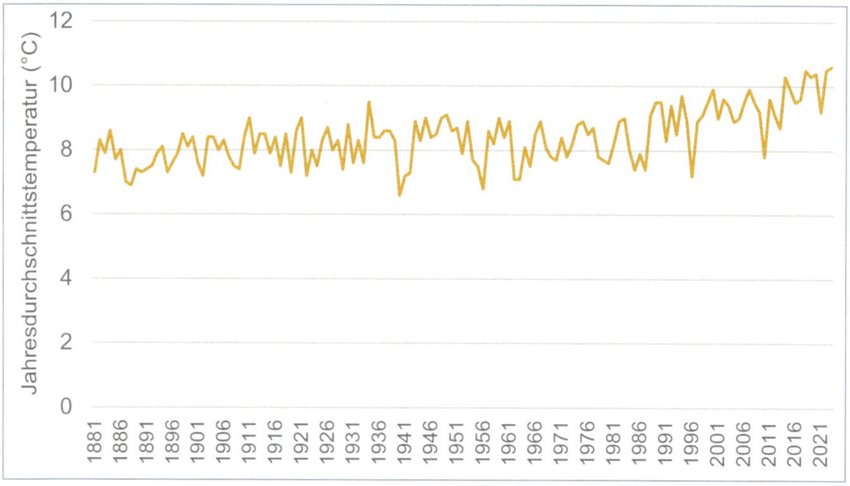

Quelle: Eigene Darstellung, beruhend auf Deutscher Wetterdienst 2024c

Eine Konsequenz erhöhter Temperaturen besteht darin, dass die körpereigene Wärmeanpassung aktiviert wird, um die Körperkerntemperatur bei 37 °C (+/- 0,5 °C) zu halten: Zur Temperaturabgabe werden die Extremitäten verstärkt durchblutet (was einen erhöhten Blutdruck zur Folge hat) und Kühlung wird durch Schwitzen ermöglicht, was wiederum Energie verbraucht (Ministerium für Soziales, Gesundheit und Integration. Landesgesundheitsamt 2024). Erhöhte Temperaturen können zukünftig verstärkt dazu beitragen, dass die Anzahl von Menschen, die an einer Pollenallergie leiden, steigen wird, da die Ausbreitung von pflanzlichen Auslösern dieser nichtübertragbaren Krankheit zunimmt. Begünstigt wird diese Entwicklung zudem durch ansteigende Niederschlagsmengen; diese haben seit 1881 bereits um 8 % in Deutschland zugenommen (Bergmann et al. 2023). Durch im Mittel gestiegene Temperaturen verlängern sich die Blühzeiten der Pflanzen, sodass sich die Dauer der Pollenbelastung verlängert (Pawlitzki et al. 2023). Die Blütezeit der Hasel hat sich im Jahresverlauf seit 1951 bereits um ca. einen Monat nach vorne verschoben, ähnliches ist auch bei der Schwarzerle zu beobachten (Bergmann et al. 2023). Das Ende der Vegetationsperioden wird vorrangig durch die Tageslichtlänge gesteuert, sodass das Periodenende im Zeitverlauf stabil bleibt (Bergmann et al. 2023). Neben den Veränderungen bzgl. heimischer Pflanzen lassen sich in Mitteleuropa auch verbesserte Lebensbedingungen für Pflanzen, die vormals in mediterranen Gebieten oder Nordamerika zu finden waren, feststellen, wodurch sich das Spektrum von allergenen Pollen verändert (Bergmann et al. 2023). Beispiele für solche nicht-einheimischen Pflanzen sind die Purpurerle oder Ambrosia (Bergmann et al. 2023). Ambrosia weist dabei ein hohes Allergie-Auslösepotenzial auf und verlängert durch ihren späten Blühbeginn die Pollenzeit bis in den Herbst (Universitätsklinikum Leipzig o. J.). Durch eine erhöhte CO_2-Konzentration wird die Pollenproduktion und -verbreitung durch einige Pflanzen begünstigt (Bergmann et al. 2023). Anzunehmen ist auch, dass die Pollenkonzentration gestiegen ist, auch wenn hier weiterer Forschungsbedarf besteht (Bergmann et al. 2023). Allergien begünstigen wiederum die Entstehung von Asthma. Die Symptome bei Menschen mit chronischen Atemwegserkrankungen wie Asthma oder chronisch obstruktiver Lungenkrankheit bzw. Chronic Obstructive Pulmonary Disease, kurz COPD, können sich durch erhöhte Temperaturen verschlechtern (Pawlitzki et al. 2023). Der Schwellenwert, ab dem eine erhöhte Temperatur ein Gesundheitsrisiko darstellt, hängt u. a. von der jeweiligen Region, Wind und Luftfeuchtigkeit sowie der Vorbereitung auf Extremwetterereignisse ab (WHO 2018b). In der Konsequenz des Klimawandels spielt nicht nur eine durchschnittlich gestiegene Temperatur eine Rolle, auch die Entwicklung von niedrigen Temperaturen muss berücksichtigt werden. Kalte Luft, die weniger Feuchtigkeit enthält und typisch für die deutschen Wintermonate ist, kann auch ein Auslöser für Asthmasymptome sein (Bundesministerium für Gesundheit 2020). Durch die Verbreitung von hohen Temperaturen infolge des Klimawandels wird die Verbreitung von diversen Krankheitsüberträgern bzw. Vektoren begünstigt. Die Brennhaare der Raupe des Eichenprozessionsspinners können beim Menschen zu respiratorischen Beschwerden wie Bronchitis, Asthma bis zu einem allergischen Schock führen (Bergmann et al. 2023). Betroffen sind insbesondere Menschen, die in der Landschafts- und Baumpflege arbeiten. Zudem wird durch erhöhte Temperaturen und Trockenheit die Verbreitung von einigen Pilzen begünstigt, wie bspw. dem „Cryptostroma corticale", wobei das Einatmen der Sporen dieses Pilzes das Risiko auf die Entstehung einer allergischen Alveolitis erhöhen kann (Bergmann et al. 2023). Eine Vermehrung und Ausbreitung von Zecken (z. B. der Gemeine Holzbock) wird durch milde Temperaturen begünstigt. Zecken sind Vektoren für Infektionskrankheiten wie Frühsommer-Meningoenzephalitis (FSME) oder Lyme-Borreliose (Pawlitzki et al. 2023). Die Tigermücke ist Überträger des Zikavirus sowie des Dengue- und Chikungunya-Fiebers (Pawlitzki et al. 2023). Durch klimatische Veränderungen wird die Verbreitung weiterer infektiöser und parasitärer Krankheiten (bspw. Malaria, Hantavirus, West-Nil-Virus, Rifttalfieber) beeinflusst (Pawlitzki et al. 2023).

2.1.3 Extremtemperatur

Acht der zehn heißesten Sommer seit Wetteraufzeichnung im Jahr 1881 wurden in den letzten dreißig Jahren gemessen (Winklmayer et al. 2023). Die Erhöhung der Durchschnittstemperaturen bedingt auch die Steigerung der Wahrscheinlichkeit von Hitzeperioden bzw. -wellen. Eine einheitliche Definition von Hitzewellen existiert nicht. In der S3-Leitlinie „Prävention von Hautkrebs" wird folgende Definition verwendet: Wird an mindestens drei Tagen in Folge der Tagestemperaturhöchstwert von 30 Grad überschritten und verbleibt die mittlere Maximaltemperatur über den Zeitraum bei über 30 Grad, so liegt eine Hitzewelle vor. Der Deutsche Wetterdienst (DWD) beschreibt eine Hitzewelle als eine mehrtägige Periode ungewöhnlicher thermischer Belastung. Für deren Berechnung wird basierend auf den täglichen Temperaturmaxima von festgelegten Referenzperioden ein Schwellenwert (98-Perzentil) bestimmt. Liegt das Temperaturmaximum an drei aufeinanderfolgenden Tagen über dem Schwellenwert und über 28 Grad, liegt eine Hitzewelle vor (Deutscher Wetterdienst 2023). Basierend auf dieser Definition wurde berechnet, dass die Zahl der Hitzewellentage bis Ende des Jahrhunderts (ceteris paribus) auf 54 Tage p. a.

ansteigen wird, was gegenüber der Referenzwerte aus dem Zeitraum 1981 bis 2010 eine Vervierfachung bedeuten würde (Schlegel et al. 2021).

„Heiße Tage" kennzeichnen sich dadurch, dass der Tagestemperaturhöchstwert bei über 30 Grad liegt ($T_{maxTag} \geq 30$ °C) (Umweltbundesamt 2023c). Das nächtliche Äquivalent dazu wird als „Tropennacht" bezeichnet, wobei der niedrigste Temperaturwert oberhalb von 20 Grad bleibt ($T_{maxNacht} \geq 20$ °C) (Umweltbundesamt 2023c). Der städtische Wärmeinseleffekt zeigt sich bzgl. der nächtlichen Temperaturen, sodass heiße Tage zwischen ländlichen und städtischen Gebieten in etwa gleich verteilt sind, in städtischen Gebieten Tropennächte jedoch häufiger vorkommen (Umweltbundesamt 2023c). Unter gleichbleibenden Bedingungen wird die Anzahl der heißen Tage bis Ende des 21. Jahrhunderts um ca. 18 Tage (Unsicherheit zwischen 13 und 28 zusätzlichen Tagen) zunehmen, wobei starke regionale Unterschiede zu erwarten sind (Brienen et al. 2020). Bis zu 16 zusätzliche Tropennächte p. a. sind zudem durchschnittlich zu erwarten (in bestimmten Regionen können es bis zu 30 zusätzliche Tropennächte sein) (Brienen et al. 2020).

Extremtemperaturen nehmen hinsichtlich ihrer Häufigkeit, Dauer und Größe weltweit betrachtet zu. Zwischen 2000 und 2016 nahm die globale Zahl der Menschen, die Hitzewellen ausgesetzt waren, um 125 Mio. Personen zu (WHO 2018b). Weltweit sind bereits ca. 559 Mio. Kinder einer hohen Frequenz von Hitzewellen ausgesetzt und ca. 624 Mio. Kinder sind gegenüber langen, schweren oder extrem heißen Hitzewellen exponiert. Es ist davon auszugehen, dass bis zu dem Jahr 2050 fast alle Kinder weltweit häufiger Hitzewellen erleben werden. Im Jahr 2020 waren laut UNICEF schätzungsweise 25 % der Kinder (unter 18 Jahre alt) in Deutschland von häufigen hohen Temperaturen, 20 % von langanhaltenden hohen Temperaturen und 31 % von extremen hohen Temperaturen betroffen (United Nations International Children's Emergency Fund (UNICEF) 2022). Bis 2050 wird sich der Anteil der Kinder erhöhen, die von häufigen hohen Temperaturen (100 %), von langanhaltenden hohen Temperaturen (66 % bis 100 %) und von extremen hohen Temperaturen (70 % bis 98 %) betroffen sind (United Nations International Children's Emergency Fund (UNICEF) 2022).

Dabei können einzelne Hitzewellen extreme Auswirkungen auf die Mortalität haben, wie bspw. die Hitzewelle zwischen Juni und August im Jahr 2003 zeigt, die in Europa 70.000 Todesfälle zur Folge hatte (WHO 2018b). Durch diese Extremwetterereignisse (s. a. weitere Extremwetterereignisse wie Brände, Dürren, Starkregen oder Stürme) werden Lebensräume, die Nahrungsmittelproduktion und die Sicherstellung der Trinkwasserverfügbarkeit bedroht (WHO 2018b). Hitzefolgen wie Tod, Verschlechterung des Gesundheitszustandes bzw. Krankenhauseinweisungen können unmittelbar oder mit Zeitverzug von einigen Tagen auftreten (WHO 2018b). Direkte Folgen können neben den Symptomen der Benommenheit, Erschöpfung und Kopfschmerzen auch Dehydrierung und Hitzekrämpfe sein (WHO 2018b). Weitere milde bis moderate Folgen können Hitzeausschlag, -ödem oder -synkope sein (Winklmayer et al. 2023). Eine schwerwiegende direkte Folge von Hitze kann der Hitzschlag sein (Winklmayer et al. 2023). Hitzewellen und damit verbundene erhöhte ultraviolette Strahlung (UV-Strahlung) können zu Herzinfarkten führen

(WHO 2018b). Durch Hitzeevents kann der Gesundheitszustand von Menschen mit Vorerkrankungen verschlechtert werden, insb. bei Atemwegserkrankungen, Nierenerkrankungen, Diabetes mellitus, Schlaganfällen und psychischen Erkrankungen (WHO 2018b). Vorzeitige Todesfälle können durch starke Hitzebelastung insb. im Hinblick auf Herz-Kreislauf-Erkrankungen, Atemwegserkrankungen sowie weitere chronische Erkrankungen begünstigt werden (Winklmayer et al. 2023). Neurodermitis kann durch Hitzeperioden, tropische Nächte sowie durch erhöhte Temperaturen ausgelöst sowie verschlimmert werden (Bergmann et al. 2023). Neurodermitis begünstigt wiederum die Entstehung von Allergien (Bergmann et al. 2023). Diese atopischen Erkrankungen sind auch häufiger in Verbindung mit Asthma bronchiale anzutreffen. Bei steigender Dauer der Exposition gegenüber hohen Temperaturen ist ein Anstieg von negativen Outcomes im Kontext von Schwangerschaft und Geburt (z. B. Frühgeburten oder niedrige Geburtsgewichte) beobachtbar (Zhang et al. 2017). Hitzeevents sind indirekt mit einer Zunahme von Gewalt und Suizidraten assoziiert (Gebhardt et al. 2023). In dem Zusammenhang mit Hitze ist zudem ein Anstieg der Mortalität von Personen mit Schizophrenie, bipolarer Störung oder Demenz erkennbar (Gebhardt et al. 2023). Weitere indirekte Hitzefolgen können Auswirkungen auf die Gesundheitsversorgung haben, wie z. B. eine Erhöhung der Anzahl von Notrufen, eine Verlängerung der Hilfszeiten sowie eine Erhöhung der Krankenhausaufnahmen oder Auswirkungen auf die Lagerung von Arzneimitteln (WHO 2018b). In der Folge steigt das Risiko von Unfällen, Verletzungen und Vergiftungen (WHO 2018b). Extreme Hitze kann auch Einfluss auf die Sicherheit der Infrastruktur von Energie, Wasser, Transport und Produktivität haben (WHO 2018b). Die Übertragung von Krankheiten über Nahrungsmittel und Wasser sowie toxische Algenblüten werden durch Hitzebelastungen gefördert (WHO 2018b).

Personen mit besonderem Risiko sind Kinder, Ältere, Schwangere, Menschen mit Bewegungseinschränkungen, wohnungslose Menschen, geflüchtete Menschen, Menschen mit niedrigem sozioökonomischem Status, Sportlerinnen und Sportler sowie Menschen, die im Freien und körperlich arbeiten (WHO 2018b). Hitze kann sich durch den hohen Versiegelungsgrad und die geringe Luftzirkulation in Städten intensiver bilden und halten, sodass Menschen aus städtischen Ballungsgebieten eine weitere Personengruppe unter Risiko bilden (Universitätsklinikum Leipzig o. J.). Je heißer und trockener die Luft dabei ist, desto höher ist auch die Konzentration von Feinstaub und bodennahem Ozon, was weitere Implikationen für die menschliche Gesundheit hat (Universitätsklinikum Leipzig o. J.).

2.1.4 Luftbelastung

Die Luftqualität in Deutschland hat sich während der letzten Jahre durch eine Emissionsminderung verbessert (Umweltbundesamt 2023f). Der Klimawandel kann allerdings eine Zunahme der Luftbelastungen fördern, da bspw. erhöhte Lufttemperaturen die Bildung von Luftschadstoffen wie Ozon fördern können (Breitner-Busch et al. 2023). Darüber hinaus ist das menschliche Verhalten für die Entstehung von Luftschadstoffen wie Feinstaub oder Stickstoffdioxid maßgeblich (Breitner-Busch et al. 2023). Es wird davon ausgegangen, dass Luftverschmutzungen im Jahr 2019 für einen von neun Todesfällen weltweit verantwortlich waren (Murray, Christopher J. L. et al. 2020). Luftschadstoffe können diverse Auswirkungen auf die Gesundheit haben. Neurodegenerative Erkrankungen (z. B. Demenz) können begünstigt werden, Schadstoffe können Auswirkungen auf die zerebrale Gefäßversorgung (z. B. Schlaganfall) haben, die mentale Gesundheit (z. B. Angstzustände) sowie Kopfschmerzen beeinflussen (Breitner-Busch et al. 2023). Irritation von Augen, Rachen und Nase können ausgelöst und Atembeschwerden verstärkt werden (Breitner-Busch et al. 2023). Atemwegserkrankungen wie Asthma, COPD oder Lungenkrebs können begünstigt werden und Irritationen, Infektionen und Entzündungen der Lunge können neben einem reduzierten Lungenwachstum die Folge einer Exposition gegenüber Luftschadstoffen sein (Breitner-Busch et al. 2023). Eine US-amerikanische Studie aus dem Jahr 2024 zeigt, dass die frühe Exposition im Leben eines Menschen gegenüber Feinstaub und Stickstoffdioxid mit einer steigenden Asthmainzidenz in der frühen bis mittleren Kindheit assoziiert ist (Zanobetti et al. 2024). Luftschadstoffe beeinflussen Pollen, da sie u. a. zu einer Schädigung der Pollenwand beitragen, in deren Konsequenz mehr Allergene freigesetzt werden können, sodass Symptome der Pollenallergie verstärkt auftreten können (Bergmann et al. 2023). Das Risiko für Herz-Kreislauf-Erkrankungen (z. B. Herzinfarkt), Hypertonie, endotheliale Dysfunktion, systematische Inflammation, erhöhte Blutkoagulation, tiefe Venenthrombose, Insulinresistenzen sowie Typ-1- und Typ-2-Diabetes wird gesteigert (Breitner-Busch et al. 2023). Luftschadstoffbelastungen der Außenluft können sich zudem negativ auf Leber, Milz, Blut, Fortpflanzungsorgane sowie Geburtsereignisse auswirken (Breitner-Busch et al. 2023). Durch eine Untersuchung aus dem Jahr 2011 wurde der Zusammenhang zwischen dem Wohnort von einzuschulenden Kindern in Sachsen-Anhalt und Umweltschadstoffen, welche Bronchitis, Lungenentzündungen oder Nasennebenhöhlenentzündungen auslösen können, untersucht. Deutlich wurde, dass Kinder aus Familien mit niedrigeren sozialen Status häufiger in umweltbelasteten Regionen wohnen (Gottschalk et al. 2011).

Es existieren verschiedene Luftschadstoffe, wobei im Folgenden als partikulärer Luftschadstoff die Feinstaubbelastung dargestellt und als gasförmiger Luftschadstoff Stickstoffdioxid beschrieben werden. Feinstaub wird anhand der Partikelgrößen klassifiziert, wobei gilt, dass je kleiner die Partikel sind, umso weiter können sie in den Körper eindringen. Unterschieden wird zwischen PM_{10}, $PM_{2,5}$ (Particulate Matter, PM; wobei PM_{10} Partikel mit einer Größe von bis zu zehn Mikrometern (µm) umfasst und damit auch $PM_{2,5}$ bündelt, da durch diese Feinstaubeinheit Partikel mit einer Größe von bis zu 2,5 µm erfasst werden) und Ultrafeinstaub (wobei die Partikelgröße bei unter 0,1 µm liegt) (Umweltbundesamt 2023f). Feinstaub setzt sich aus verschiedenen Komponenten zusammen, wobei ca. 20 % als hochtoxisch gelten (Umweltbundesamt 2022c). Feinstaub entsteht meist als Verbrennungsstoff und ist in Konsequenz in Fahrzeug- oder Industrieemissionen enthalten (Umweltbundesamt 2022c). Weltweit sind über 90 % aller Kinder unter 15 Jahren einer Luftbelastung durch $PM_{2,5}$ ausgesetzt, die über den WHO-Richtwerten liegt (WHO 2018a). In Deutschland lag im Jahr 2016 der Anteil zwischen 75 % und 98 % aller Kinder unter fünf Jahren (WHO 2018a). Der Grenzwert von $PM_{2,5}$ liegt seit 2008 europaweit bei einem Jahresmittelwert von 25 µg/m³ (Richtlinie 2008/50/EG des Europäischen Parlaments und des Rates vom 21.05.2008 in seiner Fassung vom 18.09.2015). Der PM_{10}-Jahresmittelwert darf nicht oberhalb von 40 µg/m³ liegen, wobei der Tagesmittelwert nicht öfter als 35-mal p. a. 50 µg/m³ überschreiten darf (Richtlinie 2008/50/EG des Europäischen Parlaments und des Rates vom 21.05.2008 in seiner Fassung vom 18.09.2015) (Umweltbundesamt 2022c). Feinstaubbelastungen können zu Schleimhautreizungen sowie zu Entzündungen der Luftröhre, der Bronchien und der Lungenalveolen führen (Umweltbundesamt 2023f). Außerdem können sie die Plaquebildung in den Blutgefäßen erhöhen, das Thromboserisiko steigern und die Regulierungsfunktion des vegetativen Nervensystems beeinflussen (Umweltbundesamt 2023f). Tabelle 1 fasst den Anteil der Krankheitslast zusammen, der auf eine Exposition gegenüber Feinstaub zurückzuführen ist (sog. attributabler Anteil), ebenso wie die „disability-adjusted life years" (DALY) bzw. die verlorenen gesunden Lebensjahre. Diese setzen sich aus den Lebensjahren zusammen, die durch vorzeitiges Versterben verloren wurden („years of life lost due to premature mortality", YLL) und den Lebensjahren, die in eingeschränkter Gesundheit gelebt wurden („years lived with disability", YLD).

Tabelle 1: Krankheitslast durch Exposition gegenüber Feinstaub

Krankheiten	Attributabler Anteil an Krankheitslast	„disability-adjusted life years" (DALY)	… davon „years of life lost due to premature mortality" (YLL)	… davon „years lived with disability" (YLD)
Lungenkrebs	7 %	60.800	59.500	1.300
COPD	6 %	43.800	27.900	15.900
Schlaganfälle	11 %	38.400	25.000	13.400
Ischämische Herzerkrankungen	10 %	101.800	85.500	16.300
Diabetes mellitus Typ 2	10 %	45.900	8.100	37.800

Quelle: Umweltbundesamt 2023b

Stickstoffoxide (NO_X) sind gasförmige Verbindungen, die sich aus Stickstoff- und Sauerstoffatomen zusammensetzen. Sie können zu einer Bronchienverengung führen, verstärken die Wirkung von Allergenen und intensivieren die Belastung durch Feinstaub. Stickstoffoxide entstehen bei Verbrennungsprozessen (z. B. bei Verwendung von Verbrennungsmotoren) (Umweltbundesamt 2023d). Stickstoffoxide wie Stickstoffmonoxid oder Stickstoffdioxid weisen ein starkes Stadt-Land-Gefälle hinsichtlich ihrer Verbreitung auf (Breitner-Busch et al. 2023). In Ballungsgebieten und autoverkehrintensiven Arealen treten sie verstärkt auf (Breitner-Busch et al. 2023). Der Grenzwert von Stickstoffdioxid (NO_2) liegt bei einem Jahresdurchschnittswert von 40 µg/m³, wobei Stundenmittelwerte nicht öfter als 18-mal im Jahr 200 µg/m³ überschreiten dürfen (Richtlinie 2008/50/EG des Europäischen Parlaments und des Rates vom 21.05.2008 in seiner Fassung vom 18.09.2015) (Umweltbundesamt 2023d).

Die EU-Luftqualitätsrichtlinie 2008/50/EG gibt die Einhaltung von Grenzwerten zum Schutz der menschlichen Gesundheit vor (Richtlinie 2008/50/EG des Europäischen Parlaments und des Rates vom 21.05.2008 in seiner Fassung vom 18.09.2015). Die EU-Luftqualitätsrichtlinie wird gegenwärtig überarbeitet. Hintergrund ist, dass die geltenden Grenzwerte bspw. durch das UBA als überholt und zu weit gefasst bewertet werden, sodass sie verschärft werden sollen (Umweltbundesamt 2023e). Dabei sollen die seit 2021 verschärften Vorgaben der WHO stärker berücksichtigt werden (WHO 2021b). Dem aktuellen Gesetzesentwurf muss durch das Europaparlament und den Rat der EU-Länder zugestimmt werden (Deutsches Ärzteblatt 2024). Tabelle 2 stellt die geltenden EU-spezifischen Grenzwerte (blau) jenen der WHO (grün) und den neu geplanten EU-Grenzwerten (rot), die ab dem Jahr 2030 gelten sollen, gegenüber. Es zeigt sich, dass die Werte der WHO niedriger angesetzt sind als jene der EU (sowohl im Hinblick auf die bestehenden als auch die geplanten Vorgaben) und zudem breiter über verschiedene Zeitbezüge definiert wurden. Geplant ist, dass die Grenzwerte ab dem Jahr 2030 mind. alle fünf Jahre geprüft werden sollen.

Tabelle 2: EU- vs. WHO-Luftqualitätsgrenzwerte

Luftschadstoff	Stundenmittelwert (in µg/m³)	Max. Überschreitungen des Stundenbezogenen Grenzwertes p. a.	Tagesgrenzwert (in g/m³)	Max. Überschreitungen des Tagesgrenzwertes p. a.	Jahresmittelwert (in µg/m³)
PM_{10}	N/A	N/A	50 vs. 45	35	40 vs. 15
$PM_{2,5}$	N/A	N/A	15	N/A	25 vs. 5 vs. 10
NO_2	200	18	25	N/A	40 vs. 10 vs. 20

Quelle: Geltende EU-Richtlinie 2008/50/EG, Empfehlungen der WHO, geplante EU-Grenzwerte ab 2030
Legende: Geltende EU-Richtlinie 2008/50/EG vs. Empfehlungen der WHO vs. geplante EU-Grenzwerte ab 2030

Die EU-Luftqualitätsrichtlinie legt fest, dass die Überwachung der Luftqualität durch Messstationen an Standorten stattfindet, an denen die höchste Konzentration von Schadstoffen festzustellen ist. Die Zahl und Art der aufzustellenden Messstationen ergibt sich aus der Einwohnerzahl sowie der Belastungssituation im jeweiligen Beurteilungsgebiet. Eine deutschlandweite flächendeckende Verteilung der Messstationen ist durch die Richtlinie nicht vorgesehen (Richtlinie 2008/50/EG des Europäischen Parlaments und des Rates vom 21.05.2008 in seiner Fassung vom 18.09.2015).

2.2 Methodik

2.2.1 Studienpopulation

Für die vorliegenden Analysen werden bundesweite anonymisierte Abrechnungs- bzw. Routinedaten aller im Zeitraum zwischen 2017 und 2022 bei der DAK-Gesundheit versicherten Kinder und Jugendlichen ausgewertet. Dem zugrunde liegen alle zu Abrechnungszwecken dokumentierten Versicherungs- und Leistungsdaten. Diese umfassen Informationen zur:

- Mitgliederstatistik (Stammdaten)
- stationären Versorgung (§ 301 Abs. 1 fünftes Sozialgesetzbuch [SGB V])
- vertragsärztlichen Versorgung (§ 295 Abs. 2 SGB V)
- Arzneimittelversorgung (§ 300 Abs. 1 SGB V)
- Vorsorge und stationären Rehabilitation (§ 301 Abs. 4 SGB V)
- Heilmittelversorgung (§ 302 SGB V)
- Hilfsmittel (§ 302 SGB V)
- Arbeitsunfähigkeit (der Eltern, § 295 Abs. 1 SGB V)

Das analysierte Krankheitsgeschehen umfasst als kumulierte Querschnittsanalyse der Jahre 2017 bis 2022 Abrechnungsdaten von jeweils knapp 800.000 Kindern und Jugendlichen zwischen 0 und 17 Jahren. Für das Jahr 2022 entspricht dies einer Stichprobe von 5,7 % aller in Deutschland lebenden Kinder im Alter von 0 bis 17 Jahren. Der Report ist damit die größte systematische Analyse zur Kindesgesundheit in Deutschland. Je Bundesland bildet der DAK-Kinder- und Jugendreport zwischen 2,9 % (Sachsen) und 10,3 % (Brandenburg) aller dort lebenden Kinder und Jugendlichen ab. Kinder aus neuen Bundesländern sind unter DAK-Versicherten im bundesweiten Vergleich leicht überrepräsentiert. Eine ausführliche Beschreibung der Repräsentativität der DAK-Kinder- und Jugendreport Versichertenpopulation, zu den berechneten Kennzahlen sowie zum Datenschutz findet sich unter: https://dak.de/forschung

2.2.2 Fokuserkrankungen

Die durch die Routinedaten der DAK-Gesundheit erfassten Erkrankungen werden anhand des ICD-10-GM-Schemas klassifiziert. Dieses steht für die „Internationale statistische Klassifikation der Krankheiten und verwandter Gesundheitsprobleme", 10. Revision, German Modification. Das ICD-Schema erfasst durch das zehnte Kapitel Krankheiten des Atmungssystems. Für die vorliegende Analyse ist die Gruppe J20–J22 der Sonstigen akuten Infektionen der unteren Atemwege sowie die Gruppe J40–J47 der chronischen Krankheiten der unteren Atemwege maßgeblich. Zudem wird die allergische Rhinopathie durch

Pollen (zugehörig zu der Gruppe der sonstigen Krankheiten der oberen Atemwege) sowie Störungen der Atmung (zugehörig zu der Gruppe der Symptome, die das Kreislaufsystem und das Atmungssystem betreffen) berücksichtigt. Die Auswahl dieser Fokuserkrankungen (Tabelle 3) wurde durch die Diskussion mit Experten und Expertinnen abgesichert.

Tabelle 3: Definition der Fokuserkrankungen der Analyse

Kohorte	ICD-10-Code
Chronische Krankheiten der unteren Atemwege	J40/J41/J42/J43/J44/J45/J46/J47
Asthma	J45/J46
Asthma bronchiale	J45
Status asthmaticus	J46
COPD	J44
Asthma/COPD	J45/J46/J44
Chronische Bronchitis, Emphysem, Bronchiektasen	J40/J41/J42/J43/J47
Sonstige akute Infektionen der unteren Atemwege	J20/J21/J22
Allergische Rhinopathie durch Pollen	J30.1
Störungen der Atmung	R06

Quelle: Eigene Darstellung

Alle Analysen zur Diagnosehäufigkeit basieren auf der M1Q-Validierung, wobei M1Q als Abkürzung für „mindestens ein Quartal" zu interpretieren ist. In der Anwendung bedeutet das, dass ein Kind im Rahmen der durchgeführten Analysen als „erkrankt" gezählt wird, wenn eine dokumentierte Diagnose innerhalb eines Jahres in mindestens einem Quartal gestellt wurde. Die Analysen der Erkrankungsinzidenz basieren auf einem Validierungsalgorithmus, welcher auf ein diagnosefreies Vorjahr prüft. Dies bedeutet, dass bspw. ein Kind im Jahr 2022 als diagnoseinzident definiert wird, wenn die interessierende Diagnose nach der M1Q-Logik im Jahr 2022 identifiziert wird aber in keinem Quartal im Jahr 2021 bei dem entsprechenden Kind dokumentiert wurde.

2.2.3 Datengrundlage

2.2.3.1 Erkrankungen und Versorgung

Diese Analyse hat das Ziel, zu einem verbesserten Verständnis der Assoziation von ausgewählten Atemwegserkrankungen und Umweltfaktoren, in Form von Temperatur und Luftbelastung, beizutragen. Die Erkrankungen werden im Zuge einer ersten Analyse aufgearbeitet und anhand der Routinedaten der DAK-Gesundheit abgebildet. Der Routinedatensatz der DAK-Gesundheit ermöglicht es, dass Altersjahre erfasst und Altersgruppen gebildet werden können. Ferner können die Daten der DAK-versicherten Kinder und Jugendlichen nach deren Geschlecht stratifiziert werden. Der Wohnort kann zudem einer ländlichen oder städtischen Region zugeordnet werden. Die Zuordnung der Versorgungsdaten der Kinder und Jugendlichen zu deren Wohnort kann aufgrund von Datenschutzvorgaben nur auf Kreisebene erfolgen. Die Analyse berücksichtigt demnach verschiedene Stratifikationsmerkmale, die durch Tabelle 4 zusammengefasst werden. Neben der Prävalenz und Inzidenz der Fokuserkrankungen können diese auch in Verbindungen mit weiteren Begleiterkrankungen bzw. risikoassoziierten Erkrankungen gebracht werden. Zudem wird die Veränderung der Krankheitslast (durch eine veränderte Inanspruchnahme von Therapie/Arzneimitteln und Re-/Hospitalisierungen) analysiert. Arzneimittelwirkstoffe werden der Anatomisch-Therapeutischen Klassifikation (ATC) zugeordnet. In Verbindung mit Asthma wird die Verordnung der Gruppe der R03 bzw. der Mittel bei obstruktiven Atemwegserkrankungen und die Gruppe der R01 bzw. Rhinologika betrachtet.

Tabelle 4: Stratifikationsmerkmale der Analyse

Stratifikationsmerkmal	Untersuchte Merkmalsausprägungen
Geschlecht	• Insgesamt • Männlich • Weiblich
Alter	• Altersjahre: 0, 1, 2 … 17 • Altersgruppen: – Neugeborene und Säuglinge (< 1 Jahr) – Kleinkinder und Kinder im frühen Kindesalter (1 bis 4 Jahre) – Grundschulkinder (5 bis 9 Jahre) – Schulkinder (10 bis 14 Jahre) – Jugendliche (15 bis 17 Jahre)
Wohnort	• Städtisch • Ländlich
Versorgungssektor	• Ambulanter Kontakt • Stationärer Kontakt (inkl. Rehospitalisierung) • Arzneimittelverschreibung

Quelle: Eigene Darstellung

2.2.3.2 Umweltfaktoren

Die Gesundheitsdaten werden durch eine zweite Analyse um Daten zur Entwicklung von Umweltfaktoren ergänzt. Um die Umweltfaktoren zu erfassen, werden die öffentlich zugänglichen Daten des Deutschen Wetterdienstes und des UBA verwendet (Tabelle 5). Der DWD stellt über das „Climate Data Center" (CDC) vielfältige Klimadaten zur Verfügung, wobei hier die Tageswerte des Temperaturminimums, -maximums und -durchschnitts genutzt wurden. Die Daten können weiter zur Abbildung der Hitzebelastung genutzt werden. Dafür werden die Anzahl und die mittlere Intensität von heißen Tagen, Tropennächten und Hitzewellen berechnet. Die Anzahl der heißen Tage wird über das Tagesmaximum bestimmt und die Zahl der Tropennächte lässt sich aus dem Tagesminimum schlussfolgern

(Deutscher Wetterdienst 2024b). Das UBA stellt u. a. die Messwerte von Feinstaub (PM_{10}) und Stickstoffdioxid (NO_2) zur Verfügung. Dadurch können die Tagesdurchschnittswerte analysiert werden, ebenso wie die Anzahl von Tagen mit Überschreitungen der in Tabelle 5 angegebenen Grenzwerte (Umweltbundesamt 2022c).

Tabelle 5: Definition der untersuchten Umweltfaktoren der Analyse

Umweltfaktor	Untersuchte Merkmalsausprägung	Datenquelle
Temperatur	• Minimum in °C • Maximum in °C • Durchschnitt in °C	Deutscher Wetterdienst
Hitze	Heiße Tage ($T_{maxTag} \geq 30$ °C), Tropennächte ($T_{maxNacht} \geq 20$ °C), Hitzewellen (mind. an drei aufeinanderfolgenden Tagen $T_{maxTag} \geq 30$ °C): • Anzahl • Mittlere Intensität in °C	Deutscher Wetterdienst
Luftbelastung	Feinstaub (PM_{10}), Stickstoffdioxid (NO_2): • Minimum in µg/m³ • Maximum in µg/m³ • Durchschnitt in µg/m³ • Überschreitung der Grenzwerte in Tagesanzahl	Umweltbundesamt

Quelle: Eigene Darstellung

Die Erfassung der Umweltfaktoren findet über Messstationen statt. Die Daten der Messstationen wurden anhand des allgemeinen Gemeindeschlüssels den zugehörigen Kreisen zugeordnet und auf Kreisebene aggregiert. Aus der Abbildung 3 geht hervor, dass die Temperaturmessung in Deutschland durch ein breiteres Messnetzwerk mit einer höheren Anzahl an Messstationen erfolgt als die Erfassung der Luftbelastung.

Abbildung 3: Verteilung der Messstationen zur Erfassung der Temperatur- und der Luftbelastungsdaten in Deutschland

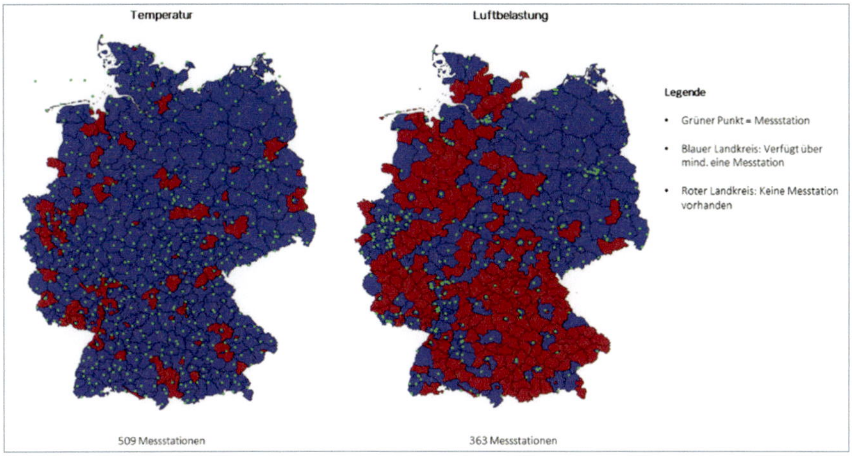

Quelle: Eigene Darstellung, beruhend auf Daten des DWD und des UBA

An 509 Standorten wird die Temperatur in Deutschland gemessen (Tabelle 6). Die meisten Messstationen sind in Bayern (108 Stationen) aufgestellt. Anteilig überwiegen die 310 ländlichen Messstationen (61 %) die 199 städtischen Messstationen (39 %) in Deutschland. Die in den Stadtstaaten sowie im Saarland aufgestellten Messstationen werden dabei immer als städtisch bezeichnet. Auch in den Bundesländern Baden-Württemberg, Hessen und Nordrhein-Westfalen überwiegen die städtischen Messstationen deutlich, in Rheinland-Pfalz nur leicht. Insgesamt stehen 303 Landkreisen mit Messstationen 99 Landkreise ohne Messstationen gegenüber. Durchschnittlich entfallen 1,3 Messstationen auf einen Landkreis. In Nordrhein-Westfalen und Rheinland-Pfalz liegt dieser Schnitt unter eins. Da somit nicht in jedem Kreis eine Temperaturmessstation vorhanden ist, wurden die Daten für diese Kreise, wenn möglich auf Regierungsbezirks- und alternativ auf Bundeslandebene, über den Mittelwert imputiert bzw. vervollständigt. Die Temperaturdaten werden mit Hilfe des R-Pakets „rdwd" über die Opendata-Anwendungsschnittstelle des DWD (Deutscher Wetterdienst 2024a) zur Verfügung gestellt.

Tabelle 6: Merkmale der Messstationen zur Temperaturerfassung

Raumbezug	Anzahl Messstationen (MS)	Anzahl Landkreise (LK)	Anzahl Ländliche MS	Anzahl Städtische MS	Anzahl LK ohne MS	Anzahl LK mit MS	Durchschnittliche Anzahl von MS pro LK
Gesamt	**509**	**402**	**310**	**199**	**99**	**303**	**1,3**
Baden-Württemberg	64	44	16	48	7	37	1,5
Bayern	108	96	86	22	24	72	1,1
Berlin	6	1	0	6	0	1	6,0
Brandenburg	26	18	25	1	4	14	1,4
Bremen	2	2	0	2	0	2	1,0
Hamburg	2	1	0	2	0	1	2,0
Hessen	37	26	16	21	5	21	1,4
Mecklenburg-Vorpommern	25	8	24	1	0	8	3,1
Niedersachsen	50	46	38	12	12	34	1,1
Nordrhein-Westfalen	45	53	5	40	22	31	0,8
Rheinland-Pfalz	29	36	14	15	14	22	0,8
Saarland	7	6	0	7	1	5	1,2
Sachsen	29	13	18	11	1	12	2,2
Sachsen-Anhalt	24	14	23	1	3	11	1,7
Schleswig-Holstein	27	15	23	4	3	12	1,8
Thüringen	28	23	22	6	3	20	1,2

Quelle: Eigene Darstellung, beruhend auf Daten des DWD

Die Erfassung der Luftdaten findet in dem Beobachtungszeitraum zwischen 2017 und 2022 an 363 Messstationen über 215 Landkreise hinweg in Deutschland statt, sodass auf einen Landkreis durchschnittlich 0,9 Messstationen entfallen. Die Erfassung von Feinstaub (PM_{10}) findet an 363 Standorten und von Stickstoffdioxid (NO_2) an 356 Standorten statt (Abbildung 4 und Tabelle 7).

Abbildung 4: Verteilung der Messstationen zur Erfassung der Feinstaub- und Stickstoffdioxidbelastung in Deutschland

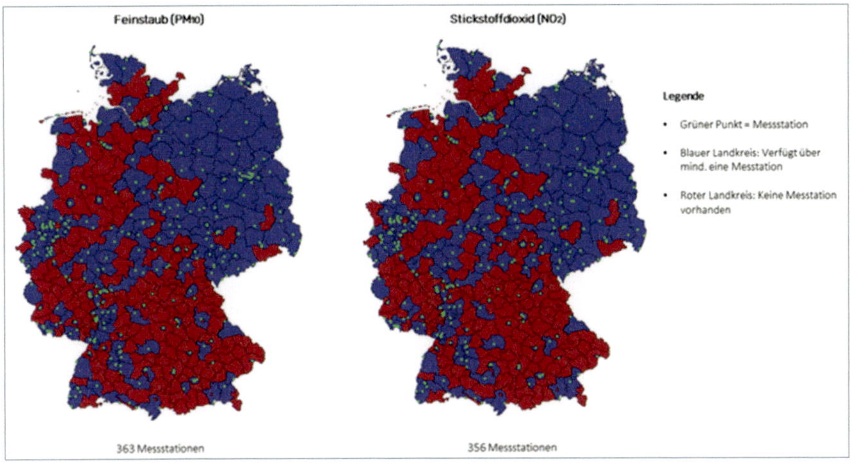

Quelle: Eigene Darstellung, beruhend auf Daten des DWD und des UBA

Nicht in allen Landkreisen Deutschlands werden alle Luftbelastungsarten durch Messstationen erfasst. So kann die Feinstaubbelastung durch $PM_{2,5}$ aufgrund von fehlenden Messstationen und damit aufgrund von fehlenden Daten nicht weiter aufgearbeitet werden. Anders als bei dem Umgang mit fehlenden Temperaturmessstationen können die fehlenden Luftbelastungsmessstationen bzw. deren Daten nicht durch eine Imputation des Mittelwerts ersetzt werden, da Luftbelastungen auf einer kleinteiligeren lokalen Ebene variieren können als Temperaturen. Durch die Bereiche „Hintergrund", „Verkehr" und „Industrie" können Messstationen mit ähnlichen Umgebungsbedingungen gruppiert werden. Stationen, die dem Bereich „Hintergrund" zugeordnet werden, erfassen die Luftdaten möglichst großräumig. Messstationen, die „Verkehr" zugeordnet werden, sind dabei an stark befahrenen Straßen aufgestellt. Messstationen des Bereichs „Industrie" werden industrienah aufgestellt, um die Belastung für naheliegende Wohngebiete zu beurteilen. Die Zuordnung der Messstationen zu diesen Bereichen liegt in dem Datensatz des UBA vor. Ferner unterteilt das UBA in seinem Datensatz die Messstationen in städtisch, vorstädtisch und ländlich. Durch die Kombination dieser Zuordnungen können acht Kombinationen abgeleitet werden, da es im vorstädtischen Raum keine Messstationen gibt, die ebenso dem Bereich „Verkehr" zugeordnet werden (Anhang 1). Die Mehrheit der aufgestellten Messstationen dient der Erfassung von Daten zum „Hintergrund" (61 %), gefolgt von Messstationen des Bereichs „Verkehr" (32 %) und abschließend jenen des Bereichs „Industrie" (7 %) (Tabelle 7). Wird die Differenzierung nach dem Verstädterungsgrad des Standortes zugrunde gelegt, so sind die meisten Messstationen an städtischen Orten aufgestellt (62 %), gefolgt von ländlichen Messstationen (20 %). Die wenigsten Messstationen können dem vorstädtischen Bereich zugeordnet werden (18 %). Die Luftbelastungsdaten werden mit Hilfe der R-Pakete „httr" und „jsonlite" über die Opendata-Anwendungsschnittstelle des UBA (Umweltbundesamt 2024) zur Verfügung gestellt.

Tabelle 7: Merkmale der Messstationen zur Erfassung der Luftbelastung

Raumbezug	Anzahl Messstationen (MS)	Anzahl Landkreise (LK)	Anzahl LK mit MS	Durchschnittliche Anzahl von MS pro LK	Anzahl MS PM_{10}	Anzahl MS NO_2	Anzahl MS „Hintergrund"	Anzahl MS „Industrie"	Anzahl MS „Verkehr"
Gesamt	**363**	**402**	**215**	**0,9**	**363**	**356**	**223**	**24**	**116**
Baden-Württemberg	35	63	25	0,8	35	35	26	2	7
Bayern	32	167	25	0,3	32	31	17	0	15
Berlin	11	1	1	11,0	11	11	6	0	5
Brandenburg	26	19	17	1,4	26	26	17	2	7
Bremen	8	2	2	4,0	8	8	5	1	2
Hamburg	11	1	1	11,0	11	11	5	3	3
Hessen	34	33	19	1,3	34	34	23	0	11
Mecklenburg-Vorpommern	17	8	8	2,1	17	17	10	1	6
Niedersachsen	29	70	22	0,6	29	29	20	2	7
Nordrhein-Westfalen	58	75	31	1,1	58	56	28	9	21
Rheinland-Pfalz	19	58	14	0,5	19	19	12	1	6
Saarland	8	9	3	1,3	8	8	5	1	2
Sachsen	21	15	11	1,6	21	20	13	0	8
Sachsen-Anhalt	23	15	13	1,6	23	21	13	2	8
Schleswig-Holstein	10	22	8	0,7	10	9	7	0	3
Thüringen	21	31	15	0,9	21	21	16	0	5

Quelle: Eigene Darstellung, beruhend auf Daten des UBA

2.2.3.3 Gesundheit und Umwelt/Klima

Die Daten zu den Erkrankungen und zu den Umweltfaktoren werden im Rahmen einer dritten Analyse in Verbindung miteinander gebracht. Die Daten zu den Erkrankungen und zu den Umweltfaktoren werden dabei durch das gemeinsame Raumordnungskennzeichen auf Kreisebene aneinander gespielt. Die Kreisebene dient als Linkage, das Reporting bzw.

die Ergebnisdarstellung findet auf übergeordneter Ebene statt. Ähnliches gilt auch für den Zeitbezug der Daten: Es wird eine tagesbezogene Verlinkung der Morbiditäts- und Umweltdaten genutzt, wobei die Ergebnisse anhand von Kalenderwochen (KW), Monaten, Quartalen und/oder Jahren dargestellt werden können. Die externen Daten liegen bereits mit Tagesbezug vor. Bei den Routinedaten muss berücksichtigt werden, dass bei ambulant gestellten Diagnosen das Ausstellungsdatum der Fallnummer und bei stationären Daten das Aufnahmedatum zur zeitlichen Zuordnung genutzt werden. Um Verzerrungen in der Analyse zu vermeiden, wird die Häufigkeitsverteilung gewichtet, um die Beobachtungshäufigkeit der Umweltfaktoren adäquat zu berücksichtigen.

Aufgrund der komplexen Thematik müssen diverse Störvariablen berücksichtigt werden. Um diesen Limitationen gerecht zu werden, kann diese Analyse nur Aussagen zur Assoziation zwischen Gesundheits- und Umweltfaktor treffen (bzw. können keine Aussage zu Kausalitäten abgeleitet werden). Im Rahmen der Ergebnisdiskussion wird ausführlich auf die Limitationen der Analyse eingegangen. Wie Abbildung 4 verdeutlicht, liegen für ca. 47 % aller Landkreise keine Daten zur Feinstaub- und der Stickstoffdioxiderfassung vor. Auch wenn in diesen Landkreisen Daten der DAK-Gesundheit zur Erfassung der Gesundheit von Kindern und Jugendlichen vorliegen, können diese im Zuge der dritten Analyse nicht vollständig verwertet werden, da ihnen zwar Temperaturdaten zugeordnet werden können, allerdings keine Daten zu der Entwicklung der Luftbelastung. Damit können ca. 65 % der DAK-versicherten Kinder und Jugendlichen in die Analyse aufgenommen werden.

Im Rahmen der Untersuchungen wird ein zeitlicher Versatz bzw. Lag von 0 Tagen oder 7 Tagen (bzw. einer Woche) angelegt. Andere Untersuchungen zeigen, dass die Wirkung von Umweltfaktoren auf die Gesundheit zeitlich variieren kann. Beispielsweise zeigt eine Untersuchung aus Moskau, dass Hitzeeffekte vergleichsweise unmittelbar wirken (Schlegel et al. 2021). Da sich die Referenzuntersuchungen auf Erwachsene beziehen und schwerpunktmäßig Mortalitäten berücksichtigen, werden im Rahmen dieser auf Kinder und Jugendliche fokussierenden Analyse prinzipiell beide Zeitversatzspannen berücksichtigt. Durch die Nutzung des Zeitversatzes kann berücksichtigt werden, dass Kinder und Jugendliche erst mit einem zeitlichen Abstand zu dem Umweltereignis und ggf. zu ersten Symptomen in die ärztliche Versorgung gelangen.

2.2.3.4 Befragung zur Gesundheits- und Klimakompetenz

Im Kontext des DAK-Kinder- und Jugendreportes führte die „Forsa Gesellschaft für Sozialforschung und statistische Analysen mbH", kurz Forsa, eine Eltern-Kind-Befragung zum Thema „Hitzebelastung und Luftqualität" mittels des Online-Panel forsa.omninet durch. Innerhalb der Regionen Nordrhein-Westfalen, Baden-Württemberg, Bayern, Nord (Schleswig-Holstein, Niedersachsen, Bremen, Hamburg), Südwest (Hessen, Rheinland-Pfalz, Saarland) und Ost (Brandenburg, Berlin, Mecklenburg-Vorpommern, Sachsen, Sachsen-Anhalt, Thüringen) wurden jeweils mindestens 200 Eltern-Kind-Befragungen durchgeführt. Dies impliziert, dass die Anzahl der Eltern-Kind-Befragungen zwischen den einzelnen Regionen variiert und somit eine disproportionale Stichprobenanlage vorliegt. Daher wurde im Anschluss an die Erhebung eine statistische Gewichtung gemäß dem Anteil der

Einwohner der jeweiligen Region an der Gesamtbevölkerung durchgeführt, um ein für die Grundgesamtheit repräsentatives Ergebnis zu erhalten.

Im Rahmen der Studie wurden zwischen dem 8. und 25. Juli insgesamt 1.219 Elternteile bzw. Erziehungsberechtigte (im Folgenden kurz „Eltern" genannt) und jeweils ein zugehöriges Kind im Alter von 10 bis 17 Jahren nacheinander befragt. Der Fragebogen kann in Anhang 2 eingesehen werden. Die Ermittlung der Gruppe der zu befragenden Eltern erfolgte über ein Screening. Die Teilnahme an der Studie war nur dann möglich, wenn sowohl der Erwachsene als auch das zugehörige Kind im Alter zwischen 10 und 17 Jahren zur Befragung bereit waren. Für Eltern mit mehreren Kindern dieser Altersgruppe erfolgte eine Zufallsauswahl des zu befragenden Kindes. Die Antworten der Eltern bezogen sich nur auf das ausgewählte und ebenfalls befragte Kind. Aufgrund des komplexen Studienansatzes, Kinder und Jugendliche und deren Eltern im Rahmen einer Studie als single-source-Erhebung zu befragen und dem Wunsch, zum einen die Meinung der Kinder und Jugendlichen und zum anderen die Meinungen der Eltern selbst repräsentativ abzubilden, wurde die Studie sowohl nach der Struktur der Kinder und Jugendlichen als auch nach deren Eltern gewichtet. Die Struktur der Kinder im Alter von 10 bis 17 Jahren wurde nach Region, Geschlecht und Alter anhand der Daten der Bevölkerungsfortschreibung des Statistischen Bundesamtes per 31.12.2022 gewichtet. Die Ausgangsstichprobe der Eltern wurde nach Geschlecht, Alter und Bildung anhand der Daten der Bevölkerungsfortschreibung des Statistischen Bundesamtes per 31.12.2022 gewichtet. Einen zusammenfassenden Überblick aller für den Report durchgeführten Analysen vermittelt Abbildung 5.

Abbildung 5: Schematische Abbildung der Vorgehensweise der Analyse

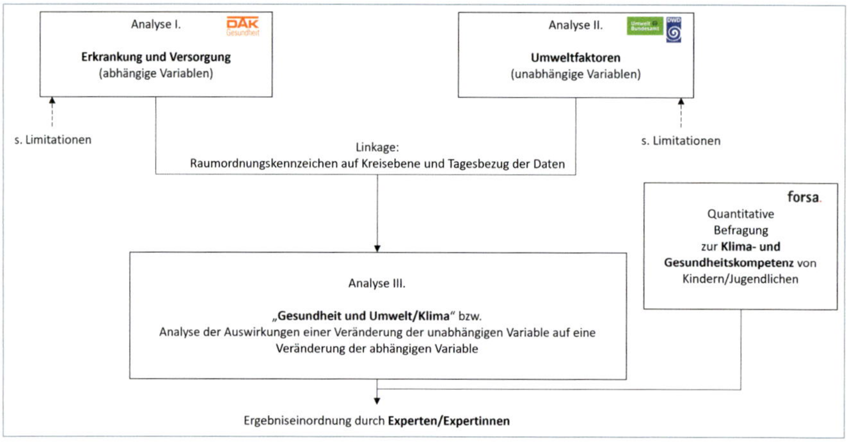

Quelle: Eigene Darstellung

2.3 Entwicklung der Gesundheit von Kindern und Jugendlichen

2.3.1 Krankheiten der unteren Atemwege

2.3.1.1 Chronische Erkrankungen

Die Atemwege können durch diverse Erkrankungen betroffen sein, wobei im Folgenden zunächst auf chronische sowie auf akute Erkrankungen der unteren Atemwege eingegangen wird, bevor anschließend die Pollenallergie als Krankheit der oberen Atemwege und die Störungen der Atmung als nicht anderorts klassifiziertes Symptom dargestellt werden. Die chronischen Krankheiten der unteren Atemwege umfassen die Bronchitis, nicht als akut oder chronisch bezeichnet (ICD-10-Code: J40), die einfache und schleimig-eitrige chronische Bronchitis (J41), die nicht näher bezeichnete chronische Bronchitis (J42), das Emphysem (J43), die sonstige chronische obstruktive Lungenkrankheit (J44), Asthma bronchiale (J45), Status asthmaticus (J46) und Bronchiektasen (J47). Die folgende Abbildung 6 visualisiert die Entwicklung der Prävalenz chronischer Krankheiten der unteren Atemwege je 1.000 Kinder und Jugendliche (y-Achse) nach Altersjahren (x-Achse) für die einzelnen betrachteten Jahre. In allen Jahren ist ein Anstieg der Prävalenz im Alter ab einem Jahr und ab 15 Jahren zu beobachten. Es zeigt sich, dass die Prävalenzen in den Jahren 2017, 2018 und 2019 im Vergleich zu den anderen Jahren erhöht sind. Im Jahr 2022 wiesen 3,2 % aller DAK-versicherten Kinder und Jugendlichen eine chronische Krankheit der unteren Atemwege auf.

Abbildung 6: Prävalenz chronischer Krankheiten der unteren Atemwege je 1.000 Kinder/Jugendlicher

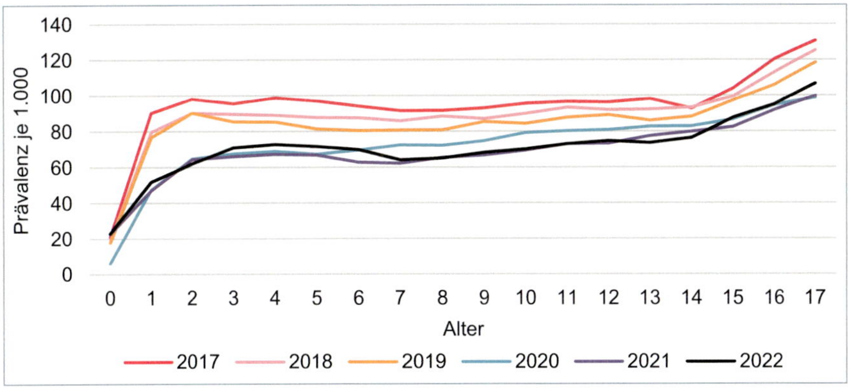

Quelle: Eigene Darstellung, beruhend auf Daten der DAK-Gesundheit

Falldefinition: Jahresvergleich je Altersjahr, Min1 ambulant und/oder stationär diagnostizierte chronische Krankheiten der unteren Atemwege (J40/J41/J42/J43/J44/J45/J46/J47)

Die Neuerkrankungsrate von Kindern und Jugendlichen an Emphysemen (J43) liegt in dem Beobachtungszeitraum auf einem geringen Niveau, ebenso wie jene von Status asthmaticus (J46) und Bronchiektasen (J47). Zusammen verursachen diese drei Diagnosen nur ca. 1 % aller neu diagnostizierten chronischen Krankheiten der unteren Atemwege pro

Jahr und sind daher in der folgenden Abbildung 7, die der Aufschlüsselung der chronischen Krankheiten der unteren Atemwege nach Diagnosen dient, kaum zu erkennen und in der Abbildungsunterschrift ausgegraut dargestellt. Ersichtlich ist ferner, dass Asthma bronchiale (J45) über die Hälfte der neudiagnostizierten chronischen Krankheiten der unteren Atemwege verursacht, gefolgt von COPD (J44) und der nicht als akut oder chronisch bezeichneten Bronchitis (J40).

Abbildung 7: Aufschlüsselung der inzidenten chronischen Krankheiten der unteren Atemwege bei Kindern/Jugendlichen (0–17 Jahre) nach Einzeldiagnosen (in %)

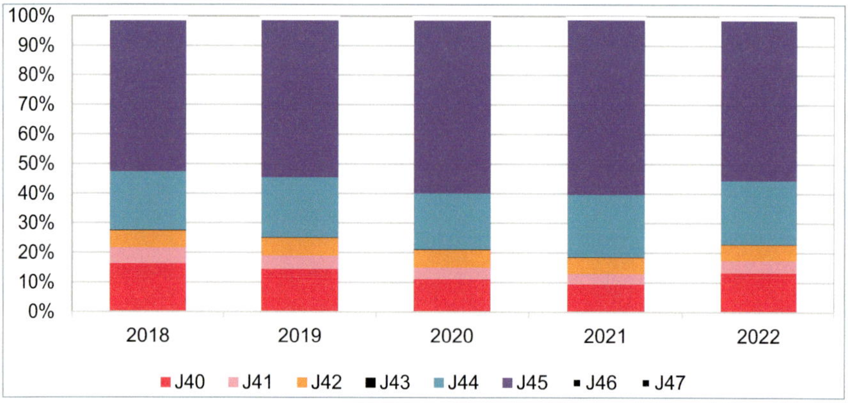

Quelle: Eigene Darstellung, beruhend auf Daten der DAK-Gesundheit
Falldefinition: Min1 ambulant und/oder stationär diagnostizierte chronische Krankheiten der unteren Atemwege (J40/J41/J42/J43/J44/J45/J46/J47)

Abbildung 8 zeigt die Entwicklung der Inzidenz chronischer Krankheiten der unteren Atemwege je 1.000 DAK-versicherte Kinder und Jugendliche insgesamt. Bei den Untereinjährigen lässt sich im Beobachtungszeitraum im Oktober wiederholt ein Anstieg der Neuerkrankungen feststellen. In den Wintermonaten zeigt sich insbesondere bei der Altersgruppe der 1- bis 4-Jährigen ein Anstieg der Inzidenz, wobei dieser in den Jahren 2018, 2019 und 2020 seinen Höhepunkt im Monat Januar und in den Jahren 2021 und 2022 im Oktober fand. Die Inzidenz chronischer Krankheiten der unteren Atemwege verbleibt bei den Grundschulkindern (5 bis 9 Jahre), den Schulkindern (10 bis 14 Jahre) und den Jugendlichen (15 bis 17 Jahre) im Jahresverlauf auf einem relativ gleichbleibenden Niveau, ausgenommen davon ist der beobachtbare Anstieg der Inzidenz zu Beginn des Jahres 2020. An dieser Stelle sei auf die Ergebnisdiskussion verwiesen, im Rahmen derer u. a. der Spitzenwert aus dem Jahr 2020 diskutiert wird. Bereits an dieser Stelle sei jedoch darauf verwiesen, dass die Entwicklungen der Neuerkrankungsraten ab 2020 vor dem Hintergrund der COVID-19-Pandemie interpretiert werden sollten. Der starke Anstieg kann ein Hinweis auf die steigenden Infektionszahlen mit dem SARS-CoV-2-Virus sein, die den chronischen Krankheiten der unteren Atemwege zugeordnet wurden, da die Diagnosecodes für eine Infektion mit dem SARS-CoV-2-Virus erst im Juli 2020 eingeführt wurden. Der starke Rückgang im Frühling des Jahres 2020 könnte durch den ersten Lockdown im März 2020 begründet sein. Die Grafik verdeutlicht ferner, dass im Winter 2020/2021 der sonst zu beobachtende Inzidenzanstieg der chronischen Erkrankungen der unteren Atemwege ausgeblieben ist. Eine mögliche Erklärung dafür ist der zweite Lockdown im Zusammenhang mit der COVID-19-Pandemie ab Mitte Dezember 2020.

Abbildung 8: Inzidenz chronischer Krankheiten der unteren Atemwege je 1.000 Kinder/Jugendlicher

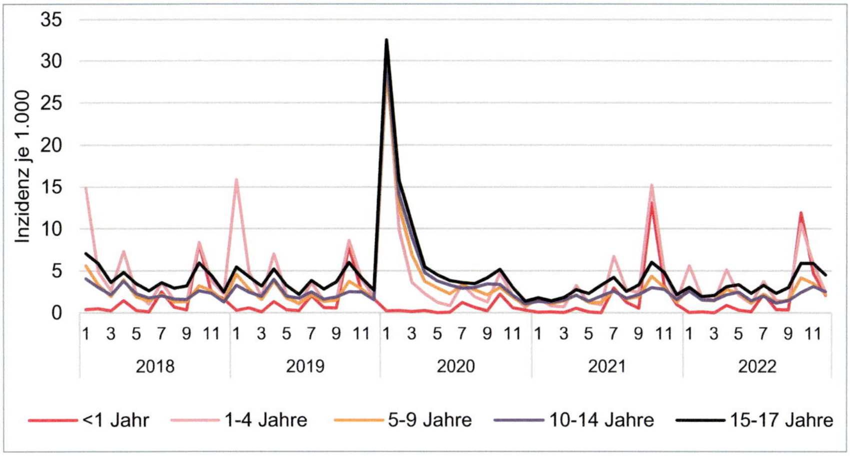

Quelle: Eigene Darstellung, beruhend auf Daten der DAK-Gesundheit

Falldefinition: Altersgruppenvergleich, Min1 ambulant und/oder stationär diagnostizierte chronische Krankheiten der unteren Atemwege (J40/J41/J42/J43/J44/J45/J46/J47) im Beobachtungsjahr und keine entsprechende Diagnose im Vorjahr

Die Neuerkrankungsrate von chronischen Krankheiten der unteren Atemwege ist im Jahr 2022 gegenüber dem Vorpandemiezeitraum (Bezug zum Datenjahr 2019) gesunken (Tabelle 8). Gegenüber dem Vorjahr 2021 lässt sich im Jahr 2022 ein Anstieg der Inzidenzrate feststellen. Im Jahr 2020 können in jeder Altersgruppe die höchsten Inzidenzen beobachtet werden. Ausgenommen von diesen Entwicklungen ist die Altersgruppe der Untereinjährigen, da bei diesen zum einen ein Anstieg im Jahr 2022 gegenüber dem Vorpandemiejahr 2019 festzustellen ist und zum anderen da im Jahr 2020 die niedrigsten Neuerkrankungsraten dokumentiert wurden. Die höchsten Inzidenzraten lassen sich in der Altersgruppe der 1- bis 4-Jährigen und bei den 15- bis 17-Jährigen feststellen. Jungen weisen höhere Werte auf als die gleichaltrigen Mädchen.

Tabelle 8: Inzidenz chronischer Krankheiten der unteren Atemwege je 1.000 Kinder/Jugendlicher

Alter	Geschlecht	Inzidenzrate, Fälle je 1.000					Relative Differenz	
		2018	2019	2020	2021	2022	2022–19	2022–21
< 1 Jahr	Jungen	23,1	22,8	7,4	27,3	27,1	+19 %	-1 %
	Mädchen	13,8	12,8	4,6	18,0	18,6	+45 %	+4 %
	Gesamt	18,6	17,9	6,1	22,8	23,0	+28 %	+1 %
1–4 Jahre	Jungen	60,3	60,2	73,3	47,3	48,0	-20 %	+2 %
	Mädchen	46,7	46,7	50,3	36,3	36,7	-21 %	+1 %
	Gesamt	53,6	53,6	62,0	41,9	42,5	-21 %	+1 %
5–9 Jahre	Jungen	34,6	32,9	85,7	27,2	30,9	-6 %	+14 %
	Mädchen	25,4	23,9	55,8	19,0	22,5	-6 %	+18 %
	Gesamt	30,1	28,5	71,1	23,2	26,8	-6 %	+16 %
10–14 Jahre	Jungen	32,5	32,1	98,2	26,9	27,7	-14 %	+3 %
	Mädchen	23,9	23,0	63,0	19,4	20,5	-11 %	+6 %
	Gesamt	28,3	27,7	81,	23,2	24,2	-13 %	+4 %
15–17 Jahre	Jungen	50,7	47,5	102,6	38,3	41,4	-13 %	+8 %
	Mädchen	49,1	45,6	83,5	34,2	39,9	-13 %	+17 %
	Gesamt	49,9	46,6	93,4	36,3	40,7	-13 %	+12 %

Quelle: Eigene Darstellung, beruhend auf Daten der DAK-Gesundheit
Falldefinition: Min1 ambulant und/oder stationär diagnostizierte chronische Krankheiten der unteren Atemwege (J40/J41/J42/J43/J44/J45/J46/J47) im Beobachtungsjahr und keine entsprechende Diagnose im Vorjahr

Die chronischen Krankheiten der unteren Atemwege werden bei Kindern im städtischen Wohngebiet tendenziell häufiger festgestellt als bei Kindern, die auf dem Land wohnen. Über alle sozioökonomischen Status hinweg hat die Inzidenzrate zwischen 2022 und 2018 abgenommen, wobei im Jahr 2020 ein Höchststand erreicht wurde. Die Inzidenzrate ist bei jenen Kindern und Jugendlichen erhöht, die einen mittleren bzw. einen niedrigen sozioökonomischen Status aufweisen. Der Anteil von Kindern und Jugendlichen, die aufgrund einer chronischen Atemwegserkrankung rehospitalisiert werden, ist sehr klein und kann daher nicht weiter aufgearbeitet werden. Dies gilt auch für die Rehospitalisierung im Kontext der im Folgenden dargestellten Erkrankungen.

Der wesentliche Anteil (über 75 %, siehe Abbildung 7) der Entwicklungen der chronischen Krankheiten der unteren Atemwege wird durch den Verlauf von Asthma/COPD bestimmt. Asthma bronchiale wird durch den ICD-10-Code J45 als eine chronisch-entzündliche Atemwegserkrankung dokumentiert. Akutes Asthma wird durch die Exazerbation in Form von

Asthmaanfällen erfasst. Ein Status asthmaticus (J46) beschreibt dabei einen schweren Asthmaanfall, der als medizinischer Notfall gilt und intensivmedizinisch betreut werden muss. Die chronische obstruktive Lungenkrankheit (J44) betrifft vorrangig erwachsene Personen, wobei Rauchen einen dominanten Risikofaktor für die Krankheitsentstehung darstellt. Auch Kinder und Jugendliche können an einer COPD erkranken. Ein Risikofaktor (bspw. neben der Exposition gegenüber Passivrauch) ist eine Luftbelastung durch Schadstoffe wie Feinstaub oder Stickstoffdioxid (Umweltbundesamt 2018). Da COPD und Asthma Lungenerkrankungen der unteren Atemwege mit ähnlichen Symptomen im Kindes- und Jugendalter sind, werden sie im Rahmen dieser Analyse weitestgehend zusammengefasst (ICD-10-Code: J44/J45/J46). Die saisonalen Verläufe des Auftretens von schweren Fällen von Asthma und von COPD entwickeln sich zudem ähnlich (Brzezińska-Pawłowska et al. 2016). Abbildung 9 stellt die Entwicklung der Prävalenz von Asthma/COPD je 1.000 Kinder und Jugendliche nach Altersjahren für die einzelnen betrachteten Jahre dar. Insbesondere in den letzten Jahren ist ein Anstieg der Prävalenz im Alter ab einem Jahr zu beobachten. Es zeigt sich, dass die Prävalenzen in den Jahren 2017 und 2018 im Vergleich zu den anderen Jahren erhöht sind. Im Jahr 2022 wiesen 2,6 % aller DAK-versicherten Kinder und Jugendlichen eine Erkrankung an Asthma/COPD auf.

Abbildung 9: Prävalenz Asthma/COPD je 1.000 Kinder/Jugendlicher

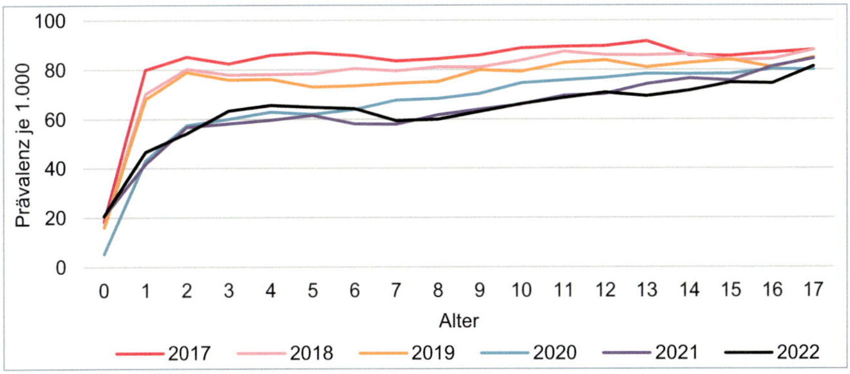

Quelle: Eigene Darstellung, beruhend auf Daten der DAK-Gesundheit

Falldefinition: Jahresvergleich je Altersjahr, Min1 ambulant und/oder stationär diagnostiziertes Asthma/COPD (J45/J46/J44) im Beobachtungsjahr

Da die Entwicklung der Inzidenz von Asthma/COPD je 1.000 DAK-versicherte Kinder und Jugendliche (Abbildung 10) einen großen Anteil an den dokumentierten Neuerkrankungen der übergeordneten Diagnosegruppe der chronischen Krankheiten der unteren Atemwege ausmacht, beinhaltet die Beschreibung der Inzidenzentwicklung die gleichen Aussagen, sodass an dieser Stelle auf die Erläuterungen zu Abbildung 8 verwiesen sei.

Abbildung 10: Inzidenz Asthma/COPD je 1.000 Kinder/Jugendlicher

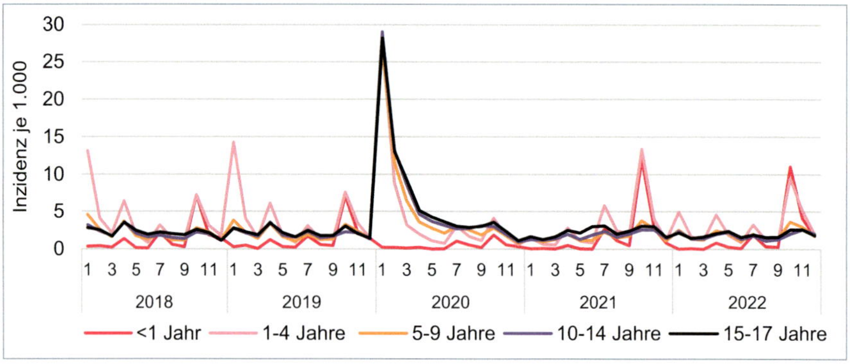

Quelle: Eigene Darstellung, beruhend auf Daten der DAK-Gesundheit
Falldefinition: Altersgruppenvergleich, Min1 ambulant und/oder stationär diagnostiziertes Asthma/COPD (J45/J46/J44) im Beobachtungsjahr und keine entsprechende Diagnose im Vorjahr

Auch die Neuerkrankungsrate von Asthma/COPD nach Geschlecht (Tabelle 9) weist die gleichen Entwicklungstendenzen wie jene der chronischen Krankheiten der unteren Atemwege auf.

Tabelle 9: Inzidenz von Asthma/COPD je 1.000 Kinder/Jugendlicher

Alter	Geschlecht	Inzidenzrate, Fälle je 1.000					Relative Differenz	
		2018	2019	2020	2021	2022	2022–19	2022–21
< 1 Jahr	Jungen	20,5	20,2	6,5	24,7	24,9	+23 %	+1 %
	Mädchen	11,4	11,6	4,0	16,3	16,3	+41 %	0 %
	Gesamt	16,1	16,0	5,3	20,6	20,7	+29 %	+1 %
1–4 Jahre	Jungen	52,3	52,9	66,3	41,4	42,7	-19 %	+3 %
	Mädchen	40,2	40,4	44,8	31,0	32,2	-20 %	+4 %
	Gesamt	46,4	46,8	55,8	36,3	37,6	-20 %	+3 %
5–9 Jahre	Jungen	30,5	29,2	80,7	25,1	27,6	-6 %	+10 %
	Mädchen	21,6	20,4	51,4	16,8	19,5	-4 %	+16 %
	Gesamt	26,1	24,9	66,4	21,1	23,6	-5 %	+12 %
10–14 Jahre	Jungen	28,5	28,9	93,5	25,1	24,6	-15 %	-2 %
	Mädchen	20,0	20,0	59,0	17,7	18,1	-10 %	+2 %
	Gesamt	24,4	24,6	76,8	21,5	21,4	-13 %	0 %
15–17 Jahre	Jungen	28,4	28,3	89,0	29,3	23,9	-16 %	-19 %
	Mädchen	25,6	25,0	69,5	25,3	23,0	-8 %	-9 %
	Gesamt	27,0	26,7	79,5	27,4	23,5	-12 %	-14 %

Quelle: Eigene Darstellung, beruhend auf Daten der DAK-Gesundheit
Falldefinition: Min1 ambulant und/oder stationär diagnostiziertes Asthma/COPD (J45/J46/J44) im Beobachtungsjahr und keine entsprechende Diagnose im Vorjahr

Erkrankungen an Asthma/COPD werden bei Kindern im städtischen Wohngebiet tendenziell häufiger festgestellt als bei Kindern, die auf dem Land wohnen. Über alle sozioökonomischen Status hinweg hat die Inzidenzrate zwischen 2022 und 2018 abgenommen, wobei im Jahr 2020 ein Höchststand erreicht wurde. Die Inzidenzrate ist bei jenen Kindern und Jugendlichen erhöht, die einen mittleren bzw. einen niedrigen sozioökonomischen Status aufweisen. Bei Kindern und Jugendlichen, die bereits eine prävalente Erkrankung an Asthma und/oder COPD aufweisen, können weitere risikoassoziierte Erkrankungen festgestellt werden (Tabelle 10). Häufig werden in einem Jahr, in dem Asthma/COPD diagnostiziert wurde, auch sonstige akute Infektionen der unteren Atemwege (im Jahr 2022 lag die prävalente Fallzahl bei 55,7 je 1.000 Kinder und Jugendliche) festgestellt, ebenso wie Pollenallergie (2022: 35,9 je 1.000) und Neurodermitis (2022: 36,3 je 1.000). Zum Vorpandemiejahr 2019 lässt sich im Hinblick auf alle drei genannten Begleiterkrankungen in Verbindung mit Asthma/COPD ein Rückgang der relativen Veränderungsrate um -16 % feststellen.

Tabelle 10: Prävalenz Asthma/COPD und den risikoassoziierten Erkrankungen je 1.000 Kinder/ Jugendlicher (0–17 Jahre)

Begleit-erkrankung	Fallzahl mit diagnostiziertem Asthma/COPD und Begleiterkrankung je 1000						Relative Differenz	
	2017	2018	2019	2020	2021	2022	2022–19	2022–21
Pollenallergie	47,4	45,9	42,6	39,2	37,7	35,9	-16 %	-5 %
Neurodermitis	47,7	45,2	43,2	38,7	37,2	36,3	-16 %	-2 %
Sonstige akute Infektionen der unteren Atemwege	76,9	70,0	66,4	44,2	41,1	55,7	-16 %	+35 %
Störungen der Atmung	13,9	12,8	12,5	9,8	9,9	11,8	-5 %	+20 %

Quelle: Eigene Darstellung, beruhend auf Daten der DAK-Gesundheit

Falldefinition: Min1 ambulant und/oder stationär diagnostiziertes Asthma/COPD (J45/J46/J44) i. V. m. allergischer Rhinopathie durch Pollen bzw. Pollenallergie (J30.1); atopisches Ekzem bzw. Neurodermitis (L20); sonstige akute Infektionen der unteren Atemwege (J20/J21/J22); Störungen der Atmung (R06) im Beobachtungsjahr

In Verbindung mit Asthma wird die Arzneimittelverordnung der ATC-Gruppe der R03 bzw. der Mittel bei obstruktiven Atemwegserkrankungen (Tabelle 11) und die Gruppe der R01 bzw. Rhinologika (Tabelle 12) betrachtet. Kindern und Jugendlichen mit Asthma wird häufig ein Mittel bei obstruktiven Atemwegserkrankungen verschrieben: Im Jahr 2022 traf dies auf 64 % zu. 40 % wurden Rhinologika verordnet. Erkennbar ist, dass beide Arzneimittelgruppen jüngeren Kindern häufiger verordnet werden als älteren. Verwiesen sei darauf, dass diese Arzneimittel (z. B. Nasenspray) auch rezeptfrei in Apotheken gekauft werden können und nicht gegenüber den Krankenkassen abgerechnet werden können, sodass davon auszugehen ist, dass die Zahl der Kinder und Jugendlichen, welche die Arzneimittel einnehmen, deutlich größer ist, als es die Abrechnungsdaten von Krankenkassen abbilden können.

Tabelle 11: Anteil Kinder/Jugendlicher mit Asthma und verordnetem Mittel bei obstruktiven Atemwegserkrankungen

Alter	Anteil Asthma und R03-Verordnung (in %)						Relative Differenz	
	2017	2018	2019	2020	2021	2022	2022–19	2022–21
< 1 Jahr	83,5	84,9	88,1	84,9	88,8	91,2	-3,5 %	-2,7 %
1–4 Jahre	82,1	81,3	82,8	76,8	80,6	86,6	-4,6 %	-7,5 %
5–9 Jahre	64,9	63,8	61,7	57,1	56,4	65,9	-6,7 %	-16,8 %
10–14 Jahre	59,6	57,9	57,4	53,0	49,6	56,8	+1,0 %	-14,6 %
15–17 Jahre	53,0	53,2	52,9	49,8	46,4	52,7	+0,3 %	-13,6 %
Gesamt	**63,7**	**62,8**	**62,5**	**57,3**	**56,1**	**63,9**	**-2,3 %**	**-14,0 %**

Quelle: Eigene Darstellung, beruhend auf Daten der DAK-Gesundheit
Falldefinition: Min1 ambulant und/oder stationär diagnostiziertes Asthma (J45/J46) und Mittel bei obstruktiven Atemwegserkrankungen (R03) im Beobachtungsjahr

Tabelle 12: Anteil Kinder/Jugendlicher mit Asthma und verordneter Rhinologika

Alter	Anteil Asthma und R01-Verordnung (in %)						Relative Differenz	
	2017	2018	2019	2020	2021	2022	2022–19	2022–21
< 1 Jahr	76,6	74,2	76,9	68,1	64,7	63,8	+17,0 %	+1,4 %
1–4 Jahre	73,9	72,1	73,5	62,5	66,9	71,9	+2,1 %	-7,5 %
5–9 Jahre	54,6	55,3	53,3	46,9	47,2	56,5	-6,1 %	-19,6 %
10–14 Jahre	30,8	31,1	30,6	26,2	24,6	29,2	+4,6 %	-18,6 %
15–17 Jahre	12,6	12,1	12,0	10,5	11,1	11,6	+3,3 %	-5,0 %
Gesamt	**41,1**	**40,8**	**40,7**	**33,8**	**34,3**	**40,3**	**+1,0 %**	**-17,3 %**

Quelle: Eigene Darstellung, beruhend auf Daten der DAK-Gesundheit
Falldefinition: Min1 ambulant und/oder stationär diagnostiziertes Asthma (J45/J46) und Rhinologika (R01) im Beobachtungsjahr

2.3.1.2 Akute Erkrankungen

In Ergänzung zu den chronischen Krankheiten der unteren Atemwege werden auch akute Erkrankungen der unteren Atemwege berichtet. Betrachtet werden somit auch die akute Bronchitis (J20), die akute Bronchiolitis (J21) und akute Infektionen der unteren Atemwege, die nicht näher bezeichnet sind (J22). Die folgende Abbildung 11 veranschaulicht die Entwicklung der Prävalenz von sonstigen akuten Infektionen der unteren Atemwege je 1.000 Kinder und Jugendliche nach Altersjahren für die einzelnen betrachteten Jahre.

In allen Jahren ist ein Rückgang der Prävalenz im Alter ab dem dritten Lebensjahr zu beobachten. Es zeigt sich, dass die Prävalenzen in den Jahren 2017 und 2018 im Vergleich zu den anderen Jahren erhöht sind. Im Jahr 2022 wurde bei 9,4 % aller DAK-versicherten Kindern und Jugendlichen eine akute Erkrankung der unteren Atemwege dokumentiert.

Abbildung 11: Prävalenz sonstiger akuter Infektionen der unteren Atemwege je 1.000 Kinder/Jugendlicher

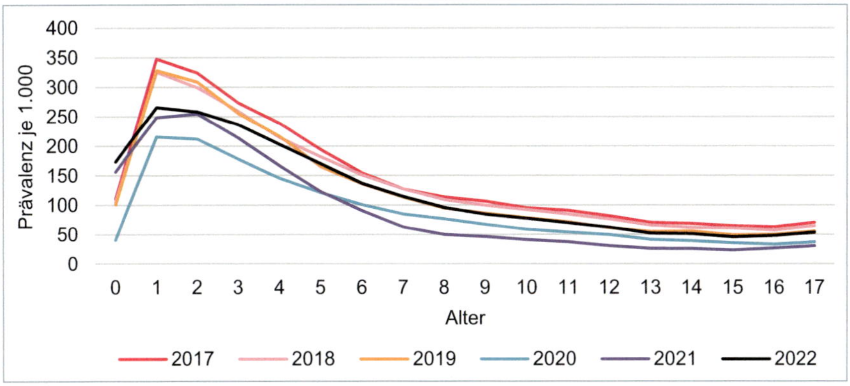

Quelle: Eigene Darstellung, beruhend auf Daten der DAK-Gesundheit
Falldefinition: Jahresvergleich je Altersjahr, Min1 ambulant und/oder stationär diagnostizierte sonstige akute Infektionen der unteren Atemwege (J20/J21/J22) im Beobachtungsjahr

Im Zusammenhang mit der Entwicklung der Inzidenz sonstiger akuter Infektionen der unteren Atemwege je 1.000 DAK-versicherte Kinder und Jugendliche lässt sich bei den Untereinjährigen im Beobachtungszeitraum im Monat Oktober wiederholt ein Anstieg der Neuerkrankungen feststellen (Abbildung 12). In den Wintermonaten zeigt sich insbesondere bei der Altersgruppe der 1- bis 4-Jährigen ein Anstieg der Inzidenz, wobei dieser in den Jahren 2018, 2019 und 2020 seinen Höhepunkt im Monat Januar und in den Jahren 2021 und 2022 im Oktober fand. Die Neuerkrankungsraten dieser Altersgruppen haben sich ähnlich wie bei den chronischen Erkrankungen entwickelt. Die Inzidenz sonstiger akuter Infektionen der unteren Atemwege steigt im Hinblick auf die Grundschulkinder (5 bis 9 Jahre), die Schulkinder (10 bis 14 Jahre) und die Jugendlichen (15 bis 17 Jahre), ähnlich wie bei den 1- bis 4-Jährigen, in den Jahren 2018, 2019 und 2020 im Januar und in den Jahren 2021 und 2022 im Oktober an, wenn auch auf einem niedrigeren Niveau als bei der Altersgruppe der 1- bis 4-Jährigen. Insgesamt entfallen 82,5 % der diagnostizierten Neuerkrankungen auf die akute Bronchitis (J20), 13,8 % auf die nicht näher bezeichneten akuten Infektionen der unteren Atemwege (J22) und 3,7 % auf die akute Bronchiolitis (J21).

Abbildung 12: Inzidenz sonstiger akuter Infektionen der unteren Atemwege je 1.000 Kinder/Jugendlicher

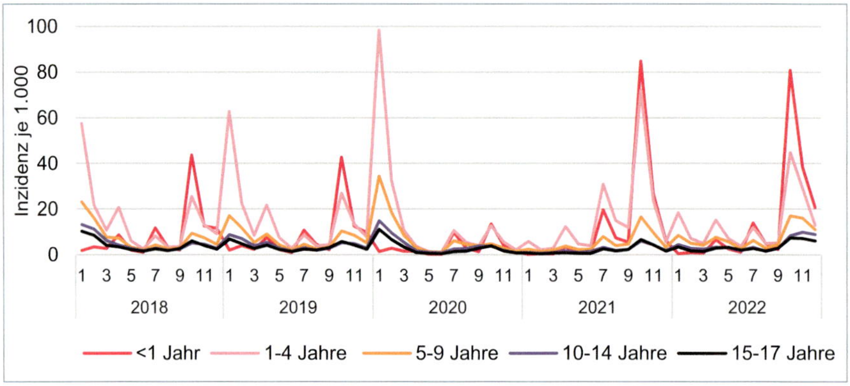

Quelle: Eigene Darstellung, beruhend auf Daten der DAK-Gesundheit

Falldefinition: Altersgruppenvergleich, Min1 ambulant und/oder stationär diagnostizierte sonstige akute Infektionen der unteren Atemwege (J20/J21/J22) im Beobachtungsjahr und keine entsprechende Diagnose im Vorjahr

Die Neuerkrankungsrate von sonstigen akuten Infektionen der unteren Atemwege ist im Jahr 2022 gegenüber dem Vorpandemiezeitraum (Bezug zum Datenjahr 2019) gestiegen (Tabelle 13). Ausgenommen von dieser Entwicklung ist die Altersgruppe der Kleinkinder (1 bis 4 Jahre). Diese Entwicklungen setzen sich auch gegenüber dem Vorjahr 2021 fort. Die Inzidenzraten sind bei den Untereinjährigen sowie bei den 1- bis 4-Jährigen erhöht. Bei den Untereinjährigen fällt zudem auf, dass deutliche niedrigere Inzidenzen im Jahr 2020 als in den anderen Jahren dokumentiert wurden. Jungen weisen höhere Werte auf als die gleichaltrigen Mädchen.

Tabelle 13: Inzidenz sonstiger akuter Infektionen der unteren Atemwege je 1.000 Kinder/Jugendlicher

Alter	Geschlecht	Inzidenzrate, Fälle je 1.000					Relative Differenz	
		2018	2019	2020	2021	2022	2022–19	2022–21
< 1 Jahr	Jungen	119,4	118,0	46,4	176,0	194,8	+65 %	+11 %
	Mädchen	89,0	83,2	34,1	135,7	150,4	+81 %	+11 %
	Gesamt	104,6	101,0	40,4	156,3	173,2	+71 %	+11 %
1–4 Jahre	Jungen	191,2	200,7	205,8	201,9	174,2	-13 %	-14 %
	Mädchen	172,6	180,0	169,1	178,7	156,1	-13 %	-13 %
	Gesamt	182,1	190,6	187,9	190,6	165,4	-13 %	-13 %
5–9 Jahre	Jungen	95,0	88,0	97,1	64,4	96,6	+10 %	+50 %
	Mädchen	85,5	78,9	82,9	55,9	86,1	+9 %	+54 %
	Gesamt	90,4	83,5	90,2	60,3	91,5	+10 %	+52 %
10–14 Jahre	Jungen	62,6	53,8	53,3	28,4	57,2	+6 %	+101 %
	Mädchen	54,4	45,3	43,1	23,0	47,7	+5 %	+108 %
	Gesamt	58,6	49,6	48,4	25,8	52,6	+6 %	+104 %
15–17 Jahre	Jungen	49,5	42,0	36,9	23,7	44,5	+6 %	+88 %
	Mädchen	49,4	41,8	33,5	22,2	40,8	-2 %	+84 %
	Gesamt	49,5	41,9	35,2	23,0	42,7	+2 %	+86 %

Quelle: Eigene Darstellung, beruhend auf Daten der DAK-Gesundheit
Falldefinition: Min1 ambulant und/oder stationär diagnostizierte sonstige akute Infektionen der unteren Atemwege (J20/J21/J22) im Beobachtungsjahr und keine entsprechende Diagnose im Vorjahr

Die sonstigen akuten Infektionen der unteren Atemwege werden bei Kindern aus dem ländlichen Wohngebiet tendenziell häufiger festgestellt als bei Kindern, die in der Stadt wohnen. Eine erhöhte Inzidenzrate lässt sich in allen Altersgruppen bei Kindern bzw. Jugendlichen mit mittlerem und niedrigem sozioökonomischem Status beobachten.

2.3.2 Pollenallergie

Allergien können als Abwehrreaktion des Immunsystems gegen verschiedene Stoffe entwickelt werden. Im Rahmen dieser Analyse interessiert insb. die allergische Rhinopathie durch Pollen bzw. die Pollenallergie (auch Heuschnupfen genannt) (ICD-10-Code: J30.1) und die damit einhergehende Überempfindlichkeitsreaktion gegenüber Pollen von Sträuchern, Bäumen, Gräsern und Getreide. Die umgangssprachlich bezeichnete „Sonnenallergie" stellt keine Allergie dar und ist als polymorphe Lichtdermatose (L56.4) den „sonstigen akuten Hautveränderungen durch Ultraviolettstrahlen" (L56) zuzuordnen. Weitere Allergien wie Tier-, Nahrungsmittel-, Hausstaub-, Insektengiftallergien oder Histaminunverträglichkeit sind ebenso wenig wie die „Sonnenallergie" Gegenstand dieser Analyse. Die folgende Abbildung 13 veranschaulicht die Entwicklung der Prävalenz der Pollenallergie je 1.000 Kinder und Jugendliche nach Altersjahren für die einzelnen betrachteten Jahre. In allen Jahren ist ein kontinuierlicher Anstieg der Prävalenz ab dem zweiten Lebensjahr zu beobachten. Im Jahr 2022 wurde bei 1,9 % aller DAK-versicherten Kindern und Jugendlichen eine Pollenallergie dokumentiert.

Abbildung 13: Prävalenz der Pollenallergie je 1.000 Kinder/Jugendlicher

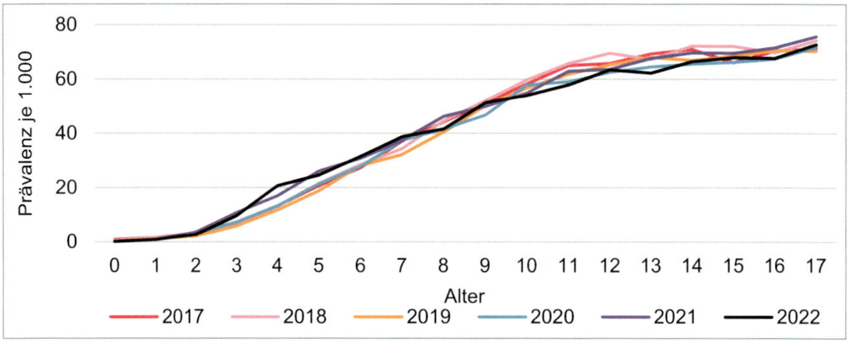

Quelle: Eigene Darstellung, beruhend auf Daten der DAK-Gesundheit

Falldefinition: Jahresvergleich je Altersjahr, Min1 ambulant und/oder stationär diagnostizierte allergische Rhinopathie durch Pollen (J30.1) im Beobachtungsjahr

Bei Personen unter vier Jahren wird nur selten eine Pollenallergie diagnostiziert, wobei die Neuerkrankungsrate in den höheren Altersklassen immer häufiger vorkommt (Abbildung 14). In allen beobachteten Jahren lässt sich im Monat April ein Anstieg der Inzidenz feststellen. Anfang des Jahres 2020 steigt die Inzidenz der Jugendlichen (15 bis 17 Jahre) und der Schulkinder (10 bis 14 Jahre) deutlich an. Im Jahr 2021 kommt ein weiterer Anstieg der Neuerkrankungsrate im Juni dazu.

Abbildung 14: Inzidenz der Pollenallergie je 1.000 Kinder/Jugendlicher

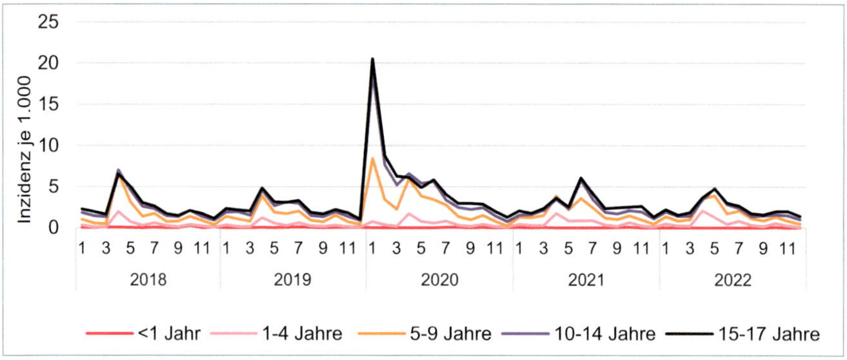

Quelle: Eigene Darstellung, beruhend auf Daten der DAK-Gesundheit

Falldefinition: Altersgruppenvergleich, Min1 ambulant und/oder stationär diagnostizierte allergische Rhinopathie durch Pollen (J30.1) im Beobachtungsjahr und keine entsprechende Diagnose im Vorjahr

Die Neuerkrankungsrate der Pollenallergie ist im Jahr 2022 gegenüber dem Vorpandemiezeitraum (Bezug zum Datenjahr 2019) in den jüngeren Altersgruppen gestiegen (1 bis 4 Jahre und 5 bis 9 Jahre), wohingegen sie bei den älteren Altersgruppen insgesamt gesunken ist (10 bis 14 Jahre und 15 bis 17 Jahre) (Tabelle 14). Gegenüber dem Vorjahr 2021 sind die Inzidenzraten überall gesunken, ausgenommen von dem leichten Anstieg bei den 1- bis 4-Jährigen. Jungen weisen über alle Altersgruppen hinweg höhere Werte auf als die gleichaltrigen Mädchen. Die Inzidenzraten für die Untereinjährigen werden aufgrund von zu geringen Fallzahlen nicht dargestellt.

Tabelle 14: Inzidenz der Pollenallergie je 1.000 Kinder/Jugendlicher

Alter	Geschlecht	Inzidenzrate, Fälle je 1.000					Relative Differenz	
		2018	2019	2020	2021	2022	2022–19	2022–21
1–4 Jahre	Jungen	6,5	5,1	8,1	8,5	8,8	+71 %	+4 %
	Mädchen	3,5	3,0	4,1	4,8	4,7	+58 %	-3 %
	Gesamt	5,0	4,1	6,1	6,7	6,8	+67 %	+1 %
5–9 Jahre	Jungen	23,1	20,6	44,7	26,1	23,0	+12 %	-12 %
	Mädchen	14,6	12,7	24,5	15,7	14,6	+15 %	-7 %
	Gesamt	19,0	16,7	34,8	21,0	18,9	+13 %	-10 %
10–14 Jahre	Jungen	33,4	30,0	75,8	34,0	28,7	-4 %	-16 %
	Mädchen	22,4	20,5	47,2	23,2	21,0	+3 %	-9 %
	Gesamt	28,1	25,4	61,9	28,8	25,0	-2 %	-13 %
15–17 Jahre	Jungen	32,8	31,7	77,7	36,1	29,8	-6 %	-17 %
	Mädchen	29,4	26,9	58,8	31,1	26,6	-1 %	-14 %
	Gesamt	31,2	29,3	68,5	33,7	28,3	-4 %	-16 %

Quelle: Eigene Darstellung, beruhend auf Daten der DAK-Gesundheit

Falldefinition: Min1 ambulant und/oder stationär diagnostizierte allergische Rhinopathie durch Pollen (J30.1) im Beobachtungsjahr und keine entsprechende Diagnose im Vorjahr

Bei DAK-versicherten Kindern und Jugendlichen aus dem städtischen Wohngebiet zeigen sich ähnliche Inzidenzen wie bei jenen aus ländlichen Wohnregionen. Eine erhöhte Inzidenzrate lässt sich insb. bei den älteren Kindern bzw. Jugendlichen mit hohem sozioökonomischem Status beobachten. Bei Kindern und Jugendlichen, die eine Pollenallergie aufweisen, können weitere risikoassoziierte Erkrankungen festgestellt werden (Tabelle 15). Häufig werden in einem Jahr, in dem eine Pollenallergie diagnostiziert wurde, auch Asthma/COPD (im Jahr 2022 lag die prävalente Fallzahl bei 35,9 je 1.000 Kinder und Jugendliche) festgestellt, ebenso wie Neurodermitis (2022: 25,4 je 1.000) und sonstige akute Infektionen der unteren Atemwege (2022: 16,9 je 1.000). In Verbindung mit der Pollenallergie ist die Prävalenz von Asthma/COPD im Beobachtungszeitraum zurückgegangen, ebenso wie jene der Neurodermitis. Die Fallzahl des gemeinsamen Vorkommens von Pollenallergie und sonstigen akuten Infektionen der unteren Atemwege hat im Jahr 2022 gegenüber den Vorjahren 2019, 2020 und 2021 zugenommen.

Tabelle 15: Prävalenz Pollenallergie und den risikoassoziierten Erkrankungen je 1.000 Kinder/ Jugendlicher (0–17 Jahre)

Begleit-erkrankung	Fallzahl mit diagnostizierter allergische Rhinopathie durch Pollen und Begleit-erkrankung je 1.000						Relative Differenz	
	2017	2018	2019	2020	2021	2022	2022–19	2022–21
Asthma/ COPD	47,4	45,9	42,6	39,2	37,7	35,9	-16 %	-5 %
Neuroder-mitis	27,4	27,6	26,2	25,8	26,8	25,4	-3 %	-5 %
Sonstige aku-te Infektionen der unteren Atemwege	19,7	18,9	16,1	11,8	10,2	16,9	+5 %	+66 %
Störungen der Atmung	6,0	5,9	5,8	5,0	5,4	6,2	+8 %	+15 %

Quelle: Eigene Darstellung, beruhend auf Daten der DAK-Gesundheit

Falldefinition: Min1 ambulant und/oder stationär diagnostizierte allergische Rhinopathie durch Pollen (J30.1) i. V. m. Asthma/COPD (J45/J46/J44); Atopisches Ekzem bzw. Neurodermitis (L20); sonstige akute Infektionen der unteren Atemwege (J20/J21/J22); Störungen der Atmung (R06) im Beobachtungsjahr

2.3.3 Störungen der Atmung

In Ergänzung zu den beschriebenen Atemwegserkrankungen werden auch Störungen der Atmung (ICD-10-Code: R06) erfasst. Diese stellen im engeren Sinne keine Atemwegserkrankung dar, verdeutlichen allerdings, ob darüberhinausgehende Störungen der Atmung (wie z. B. Dyspnoe oder Stridor) vorliegen. Die Erkrankungshäufigkeit der Störungen der Atmung je 1.000 Kinder und Jugendliche erreicht in allen beobachteten Jahren ihren Höhepunkt in den ersten Lebensjahren (Abbildung 15). Im Jahr 2022 wird ein neuer Höchstwert der Prävalenz bei den vierjährigen DAK-Versicherten beobachtet. Ab diesem Altersjahr ist in allen Beobachtungsjahren ein Rückgang der Prävalenz zu sehen. Die Prävalenz stabilisiert sich zwischen dem achten bis dreizehnten Lebensjahr, um von dort an wieder zu steigen. Im Jahr 2022 wurde bei 2,0 % aller DAK-versicherten Kindern und Jugendlichen eine Störung der Atmung dokumentiert.

Abbildung 15: Prävalenz der Atmungsstörungen je 1.000 Kinder/Jugendlicher

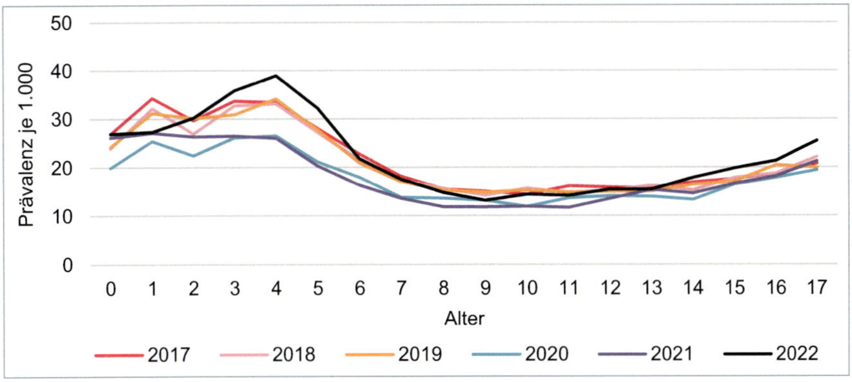

Quelle: Eigene Darstellung, beruhend auf Daten der DAK-Gesundheit
Falldefinition: Jahresvergleich je Altersjahr, Min1 ambulant und/oder stationär diagnostizierte Störungen der Atmung (R06) im Beobachtungsjahr

Die Entwicklung der Inzidenz der Störungen der Atmung je 1.000 DAK-versicherte Kinder und Jugendliche wird durch Abbildung 16 anhand der Quartale der Beobachtungsjahre dargestellt. Zwischen 2018 und 2022 ist die Neuerkrankungsrate der 5- bis 17-Jährigen auf einem relativ konstanten Niveau. Bei den jüngeren Altersgruppen werden Schwankungen deutlich. Bei den Untereinjährigen steigt die Inzidenz über die Quartale, sodass sie im vierten Quartal jedes Kalenderjahres ihren Höhepunkt erreicht. Bei den 1- bis 4-Jährigen zeigt sich, dass im dritten Quartal das Minimum der Inzidenz erreicht wird, im vierten Quartal ein Anstieg beobachtbar ist und das Maximum im ersten Quartal liegt. Unterbrochen wird diese Entwicklung zwischen 2020 und 2021. Es ist anzunehmen, dass die Stagnation der Neuerkrankungsrate von Atemstörungen in diesem Zeitraum, auf vergleichsweise niedrigerem Niveau, auf die COVID-19-Pandemie zurückgeführt werden kann.

Abbildung 16: Inzidenz der Atmungsstörungen je 1.000 Kinder/Jugendlicher

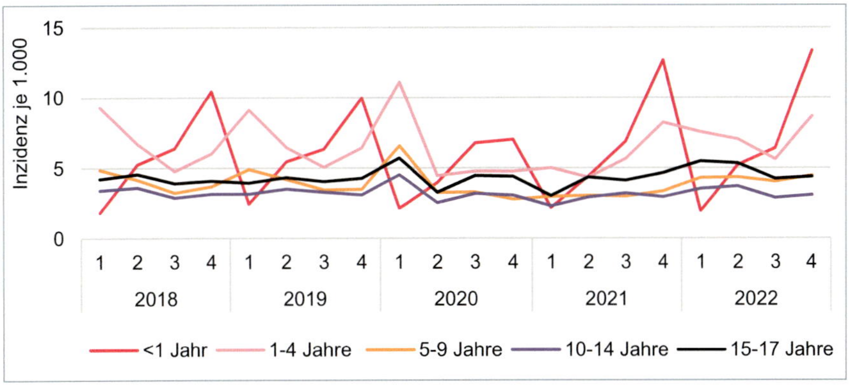

Quelle: Eigene Darstellung, beruhend auf Daten der DAK-Gesundheit
Falldefinition: Altersgruppenvergleich, Min1 ambulant und/oder stationär diagnostizierte Störungen der Atmung (R06) im Beobachtungsjahr und keine entsprechende Diagnose im Vorjahr

Die Neuerkrankungsrate der Störungen der Atmung ist im Jahr 2022 sowohl gegenüber dem Vorpandemiezeitraum (2019), als auch gegenüber dem Vorjahr (2021) in allen Alters- und Geschlechtsgruppen gestiegen (Tabelle 16). Ausgenommen von dieser Entwicklung sind die untereinjährigen Mädchen, bei denen es zu keiner Veränderung gekommen ist, und die 10- bis 14-jährigen Jungen, bei denen ein leichter Rückgang feststellbar ist. Innerhalb der Altersgruppe der 1- bis 4-Jährigen und der 5- bis 9-Jährigen weisen Jungen eine höhere Neuerkrankungsrate auf als die gleichaltrigen Mädchen. In den höheren Altersgruppen verhält es sich andersherum, sodass inzidente Atmungsstörungen vermehrt bei den 10- bis 14-jährigen und den 15- bis 17-jährigen Mädchen als bei den Jungen im gleichen Alter festgestellt werden können.

Tabelle 16: Entwicklung der Inzidenz der Atmungsstörungen je 1.000 Kinder/Jugendlicher

Alter	Geschlecht	Inzidenzrate, Fälle je 1.000					Relative Differenz	
		2018	2019	2020	2021	2022	2022–19	2022–21
< 1 Jahr	Jungen	25,8	27,0	20,7	28,2	29,5	+9 %	+5 %
	Mädchen	21,9	21,3	19,0	24,0	24,1	+13 %	0 %
	Gesamt	23,9	24,2	19,9	26,1	26,9	+11 %	+3 %
1–4 Jahre	Jungen	30,8	30,6	29,8	26,4	32,9	+8 %	+25 %
	Mädchen	22,7	23,4	20,2	19,9	24,5	+5 %	+23 %
	Gesamt	26,8	27,1	25,1	23,2	28,8	+7 %	+24 %
5–9 Jahre	Jungen	17,6	17,6	17,8	13,7	19,0	+8 %	+39 %
	Mädchen	14,3	14,4	14,0	11,0	15,2	+6 %	+38 %
	Gesamt	16,0	16,0	16,0	12,4	17,2	+7 %	+39 %
10–14 Jahre	Jungen	12,4	12,7	13,0	10,6	12,2	-4 %	+15 %
	Mädchen	13,8	13,5	13,7	12,2	14,3	+6 %	+17 %
	Gesamt	13,1	13,1	13,3	11,4	13,2	+1 %	+16 %
15–17 Jahre	Jungen	13,2	13,2	13,9	12,4	14,8	+12 %	+19 %
	Mädchen	20,6	20,3	22,0	20,1	24,4	+20 %	+21 %
	Gesamt	16,8	16,6	17,9	16,2	19,4	+17 %	+20 %

Quelle: Eigene Darstellung, beruhend auf Daten der DAK-Gesundheit
Falldefinition: Min1 ambulant und/oder stationär diagnostizierte Störungen der Atmung (R06) im Beobachtungsjahr und keine entsprechende Diagnose im Vorjahr

Atemwegsstörungen werden in allen Jahren insgesamt häufiger bei den DAK-versicherten Kindern und Jugendlichen festgestellt, die auf dem Land wohnen, als bei jenen, die in der Stadt wohnhaft sind. Eine erhöhte Inzidenzrate lässt sich in allen Altersgruppen bei Kindern bzw. Jugendlichen mit niedrigem sozioökonomischem Status beobachten.

2.4 Entwicklung der Umweltfaktoren

2.4.1 Temperatur

Innerhalb des sechsjährigen Beobachtungszeitraumes ist keine eindeutige Trendentwicklung hinsichtlich der Jahresdurchschnittstemperaturen zu beobachten. Die Durchschnittstemperaturen der Jahre 2018 und 2022 liegen beispielsweise bei 10,7 °C und damit 1,5 °C über dem Wert aus dem Jahr 2021 bzw. 1 °C über dem Durchschnittswert aus dem Jahr 2017. Werden die Jahresverläufe der Temperaturentwicklung verglichen, so werden Differenzen insb. zu Beginn des Jahres (z. B. KW 3 bis 9) und zum Jahresende (z. B. KW 50) deutlich (Abbildung 17).

Abbildung 17: Entwicklung der Jahresdurchschnittstemperatur (°C) nach Kalenderwochen zwischen 2017–2022

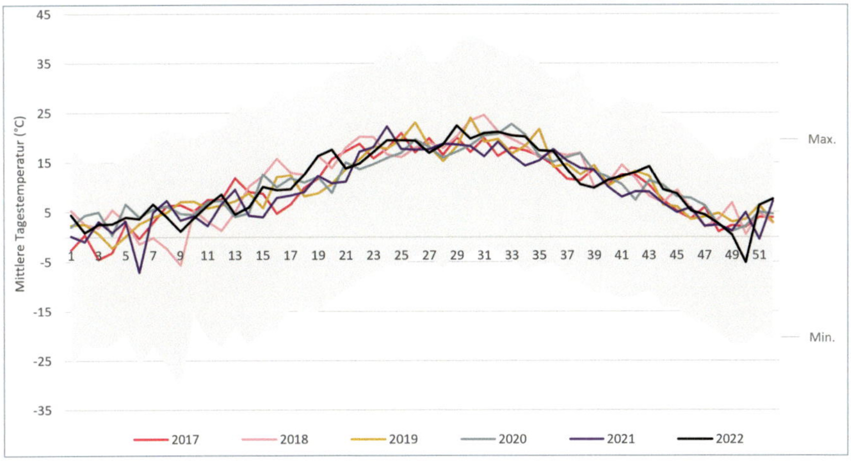

Quelle: Eigene Darstellung, beruhend auf Daten des DWD

Die Jahresdurchschnittstemperatur variiert im Jahr 2022 zwischen den Bundesländern um 1,6 °C, wobei der durchschnittlich höchste Wert, der zugleich dem höchsten Wert im gesamten Beobachtungszeitraum entspricht, im Saarland (11,6 °C) beobachtet und der niedrigste Wert in diesem Jahr in Thüringen (10,0 °C) gemessen wurde. Im Jahr 2021 wurde der durchschnittlich niedrigste Wert innerhalb des Beobachtungszeitraums in Thüringen ebenso wie in Bayern mit 8,5 °C gemessen (Abbildung 18). Über alle sechs beobachteten Jahre hinweg weist Berlin gemittelt die höchste Durchschnittstemperatur auf (11,0 °C), wohingegen der niedrigste Wert auf Bayern entfällt (9,5 °C).

Abbildung 18: Gebietsmittel der Jahresdurchschnittstemperaturen (°C) in Deutschland zwischen 2017–2022

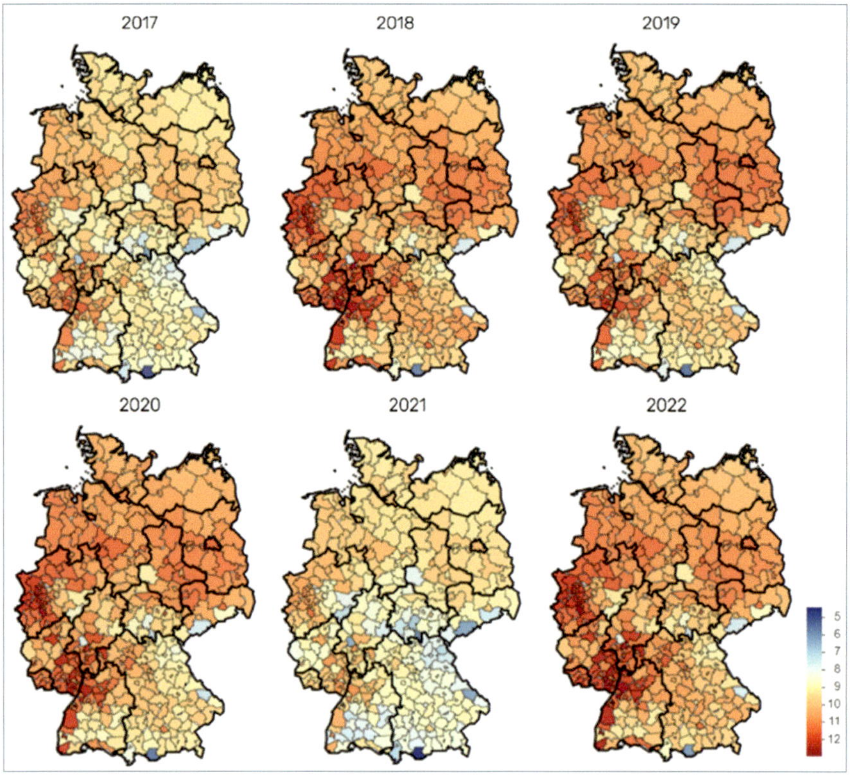

Quelle: Eigene Darstellung, beruhend auf Daten des DWD

Auch die Temperaturhöchstwerte eines Jahres sind innerhalb des Beobachtungszeitraumes ungleichmäßig verteilt. Der höchste Temperaturwert innerhalb der betrachteten sechs Jahre entfällt auf das Jahr 2019 mit 41,2 °C (Tabelle 17) und wurde in Nordrhein-Westfalen beobachtet. Der Höchstwert des Durchschnitts der Jahresmaximaltemperaturen über alle Bundesländer wurde im Jahr 2022 mit 38,7 °C erreicht. Die höchsten Temperaturen lassen sich zwischen der KW 24 und der KW 34 beobachten, wobei mindestens zwei Jahreswerte der fünf heißesten KW pro Jahr zusammenfallen. Auffällig ist, dass in der KW 28 in keinem der sechs Jahre einer der fünf Höchsttemperaturen festgestellt wurde, obwohl die KW mitten in dem beschriebenen Zeitfenster der gehäuft auftretenden Maximaltemperaturen liegt.

Die niedrigste Temperatur innerhalb des Beobachtungszeitraumes wurde 2018 in Bayern (-30,4 °C) dokumentiert (Tabelle 17). Der niedrigste Wert des Durchschnitts der Jahresminimaltemperaturen über alle Bundesländer wurde im Jahr 2021 mit -19,3 °C erreicht. Die niedrigsten Temperaturen lassen sich zwischen der KW 1 und der KW 7 beobachten, wobei mindestens zwei Jahreswerte der fünf kältesten KW pro Jahr zusammenfallen.

Tabelle 17: Durchschnitts-, Maximal- und Mindesttemperatur (°C) in Deutschland zwischen 2017–2022

Temperaturmerkmale	2017	2018	2019	2020	2021	2022
Durchschnittstemperatur (in °C)	9,7	10,7	10,3	10,5	9,2	10,7
Maximaltemperatur (in °C)	40,0	39,4	41,2	37,6	36,2	39,3
Minimaltemperatur (in °C)	-26,9	-30,4	-22,4	-19,5	-26,0	-21,8

Quelle: Eigene Darstellung, beruhend auf Daten des DWD

Die meisten „heißen Tage" ($T_{maxTag} \geq 30$ °C) wurden deutschlandweit im Jahr 2018 (69 heiße Tage), gefolgt von dem Jahr 2022 (66 heiße Tage) gemessen (Abbildung 19 und Tabelle 18). In Baden-Württemberg und Bayern werden in jedem Beobachtungsjahr die meisten „heißen Tage" festgestellt, in Bremen, Hamburg und Schleswig-Holstein die wenigsten. Die mittlere Intensität der heißen Tage lag 2022 bei 32,9 °C, wobei der Höchstwert im Jahr 2019 mit 33,6 °C erreicht wurde. Das erste Auftreten von heißen Tagen im Jahr lässt sich seit 2021 gegenüber den beiden Vorjahren früher beobachten und findet damit vermehrt im Mai statt. Davor lag der Beginn im Juni, nur im Jahr 2018 begannen die heißen Tage in allen Bundesländern im Mai. Die meisten letzten heißen Tage werden im Jahresvergleich im September gemessen, ausgenommen davon ist das Jahr 2021, in welchem der letzte heiße Tag Mitte August festgestellt wurde.

Die höchsten Vorkommen von Tropennächten ($T_{maxNacht} \geq 20$ °C) entfallen ebenso auf die Jahre 2018 (23 Tropennächte) und 2022 (24 Tropennächte) (Abbildung 19 und Tabelle 18). In den meisten Bundesländern (z. B. Rheinland-Pfalz, Nordrhein-Westfalen) treten Tropennächte wiederholt vermehrt im Jahresverlauf auf, wohingegen sie innerhalb der sechs betrachteten Jahre in den Bundesländern Schleswig-Holstein, Hamburg und Berlin wiederholt nicht vorkommen. Die höchste mittlere Intensität der deutschlandweiten Tropennächte wurde im Jahr 2017 (22,3 °C) festgestellt, wobei in dem Beobachtungszeitraum ein Rückgang der mittleren Intensität ableitbar ist, sodass der Wert im Jahr 2022 bei 21,1 °C lag.

Abbildung 19: Heiße Tage und Tropennächte (Anzahl) in Deutschland zwischen 2017–2022

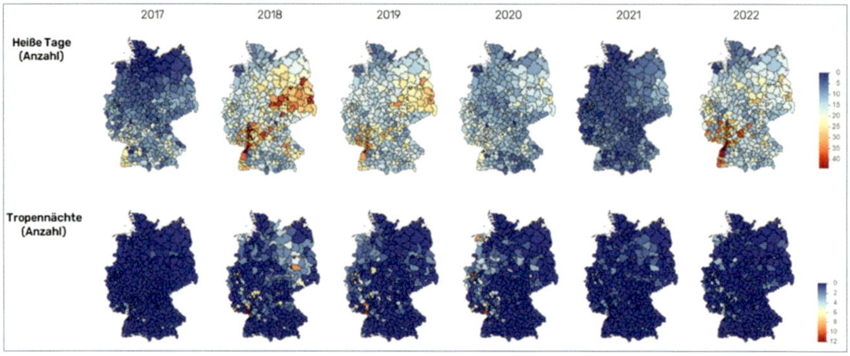

Quelle: Eigene Darstellung, beruhend auf Daten des DWD

Im Jahr 2022 wurden die meisten Hitzewellen (mind. an drei aufeinanderfolgenden Tagen $T_{maxTag} \geq 30$ °C) in Deutschland festgestellt (acht Hitzewellen), im Vorjahr 2021 die wenigsten (vier Hitzewellen) (Tabelle 18). Der Vergleich der Bundesländer zeigt, dass Hitzewellen verstärkt im Beobachtungszeitraum 2017 bis 2022 in Baden-Württemberg und Bayern auftreten. Die mittlere Intensität der Hitzewellen lag 2022 bei 32,7 °C und damit zwischen dem Wert der höchsten mittleren Intensität im Jahr 2019 (33,3 °C) und dem niedrigsten Wert aus dem Jahr 2021 (31,6 °C). Die maximale Intensität der Hitzewellen entspricht den bereits beschriebenen Maximaltemperaturen. Im Mittel dauerten die acht Hitzewellen im Jahr 2022 7,4 Tage an, wobei die längste Hitzewelle im Jahr 2018 in Nordrein-Westfalen (13 Tage) festgestellt wurde.

Tabelle 18: Ausprägung von Hitzeereignissen in Deutschland zwischen 2017–2022

Hitzemerkmale		2017	2018	2019	2020	2021	2022
Heiße Tage	Anzahl	46	69	50	40	25	66
	Mittlere Intensität (in °C)	32,4	32,9	33,6	33,1	31,9	32,9
	Erster heißer Tag im Jahr	–	26.05.	02.06.	12.06.	09.05.	18.05.
	Verschiebung Beginn zum Vorjahr (in Tagen)	–	9	7	10	-34	9
	Letzter heißer Tag im Jahr	–	21.09.	16.09.	16.09.	15.08.	06.09.
	Verschiebung Ende zum Vorjahr (in Tagen)	–	22	-5	0	-32	22
Tropennächte	Anzahl	15	23	22	21	11	24
	Mittlere Intensität (in °C)	22,3	22,0	22,0	21,4	21,1	21,1
Hitzewellen	Anzahl	7	6	6	5	4	8
	Mittlere Intensität (in °C)	32,9	32,4	33,3	32,9	31,6	32,7
	Mittlere Dauer (in Tagen)	5,3	10,5	6,5	5,8	4,8	7,4
	Maximale Dauer (in Tagen)	8,0	28,0	10,0	13,0	8,0	13,0

Quelle: Eigene Darstellung, beruhend auf Daten des DWD

2.4.2 Luftbelastung

2.4.2.1 Feinstaub

Die Erfassung der Feinstaubbelastung erfolgt im Vergleich zur Temperaturerfassung durch weniger Messstationen, verteilt auf weniger Landkreise (29 % weniger als bei der Temperaturerfassung), sodass für 47 % der 402 Landkreise in Deutschland keine eindeutige Zuschreibung der Luftbelastung erfolgen kann. Abbildung 20 veranschaulicht diese Datenlücken, indem die ausgegrauten Flächen jene Landkreise ohne Messstation bzw. Daten repräsentieren. Die durchschnittliche Feinstaubbelastung lag in den Jahren 2022, 2021 und 2020 unter jener der Vorjahre 2019, 2018 und 2017. Der Spitzenwert des Gebietsmittels der Luftbelastung wurde im Jahr 2018 in Berlin mit 21,9 µg/m³ erreicht. Der niedrigste Wert der durchschnittlichen Belastung wurde 2020 in Niedersachsen mit 12,9 µg/m³ dokumentiert.

Abbildung 20: Gebietsmittel der Feinstaubbelastung (µg/m³) in Deutschland zwischen 2017–2022

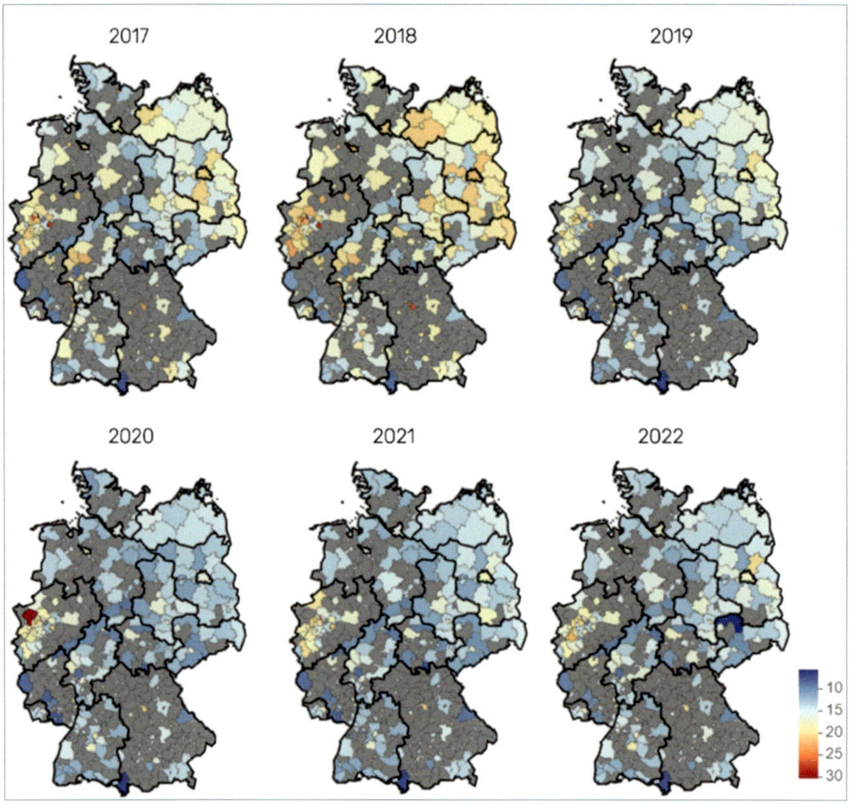

Quelle: Eigene Darstellung, beruhend auf Daten des UBA

Eine detaillierte Aufschlüsselung der Messstationen nach ihren Messbereichen ist sinnvoll, um zu berücksichtigen, dass durch verkehrsnahe Messstationen überwiegend höhere durchschnittliche Feinstaubbelastungswerte erfasst werden, als bei Messstationen, die der Industrie zugeordnet werden. Die niedrigsten monatsbezogenen Werte werden im Messbereich Hintergrund ermittelt. Zu Beginn und zum Ende eines Kalenderjahres zeigt sich im Beobachtungszeitraum wiederholt ein Anstieg der Feinstaubbelastung (Abbildung 21). Das UBA begründet die erhöhten PM_{10}-Konzentrationen im Winter mit trockenen Wintern, wobei winterliche Hochdruckgebiete mit geringen Windgeschwindigkeiten dazu führen, dass die Luftschadstoffe nicht abtransportiert werden können (Umweltbundesamt 2023a). Eine weitere mögliche Erklärung können gestiegene Emissionen durch eine intensivere Nutzung von Heizungen oder Kraftfahrzeugen während der kälteren Jahreszeiten sein.

Abbildung 21: Gebietsmittel der Feinstaubbelastung (µg/m³) nach Messbereichen in Deutschland pro Monat

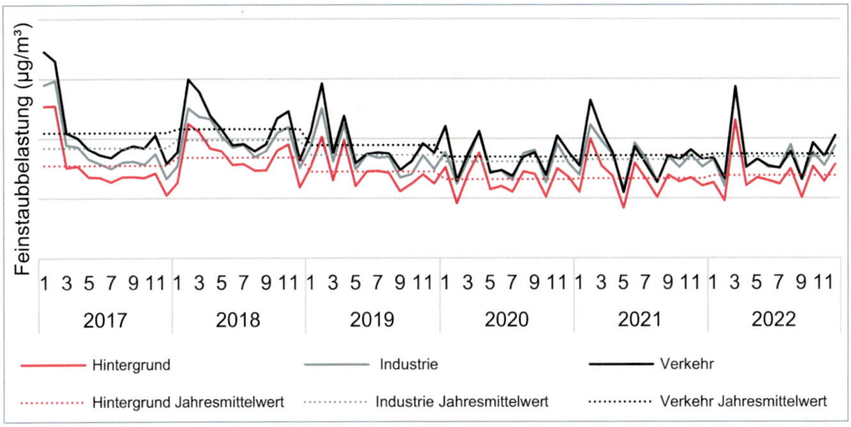

Quelle: Eigene Darstellung, beruhend auf Daten des UBA

Die folgende Abbildung 22 visualisiert nicht nur die deutschlandweiten Gebietsmittel der Feinstaubbelastung nach den drei Messbereichen „Hintergrund", „Industrie" und „Verkehr", sondern auch, dass insb. im Zusammenhang mit dem Messbereich „Industrie" und dem Messbereich „Verkehr" große Datenlücken bestehen. Die durchschnittliche Feinstaubbelastung des Hintergrundbereichs hat sich insgesamt in den letzten Jahren rückläufig entwickelt, wohingegen jene des Industrie- und des Verkehrsbereichs nach einem Rückgang im Jahr 2019 seit 2021 wieder gestiegen ist. In allen drei Messbereichen wird die Mehrheit der höchsten zehn Prozent der Durchschnittswerte in den Jahren 2017 und 2018 dokumentiert. Die niedrigsten zehn Prozent der Werte entfallen mehrheitlich auf die Jahre 2020 und 2021. Wiederholt können erhöhte Durchschnittswerte der Hintergrundbelastung in Berlin und Hamburg (im Jahr 2020 wurde in der Hansestadt der Höchstwert mit 20,6 µg/m³ gemessen) festgestellt werden, wohingegen auf Bundesländer wie Niedersachsen, Rheinland-Pfalz, Sachsen und Thüringen wiederholt die niedrigsten Mittelwerte entfallen. Für die Bundesländer Bayern, Berlin, Hessen, Sachsen, Schleswig-Holstein und Thüringen können aufgrund von fehlenden Messstationen keine Aussagen zu dem Messbereich der Industrie getroffen werden. Die höchste durchschnittliche Feinstaubbelastung in Industrienähe wird wiederholt in Rheinland-Pfalz (Spitzenwert im Jahr 2018 mit 22,9 µg/m³) und Nordrhein-Westfalen gemessen, die niedrigste entfällt sowohl 2020 als auch 2021 auf Brandenburg und Niedersachsen. Im verkehrsnahen Bereich sticht Berlin als das Bundesland mit den meisten erhöhten Durchschnittswerten hervor (2018 lag der Wert bspw. bei 27,4 µg/m³), ebenso wie Nordrhein-Westfalen. Die Maximalbelastung in den verkehrsnahen Lebensbereichen steigt seit 2020 an. Niedrige Werte lassen sich wiederholt in Sachsen und Thüringen messen, wobei der niedrigste durchschnittliche Wert 2020 in Brandenburg (14,7 µg/m³) erfasst wurde.

Abbildung 22: Gebietsmittel der Feinstaubbelastung (µg/m³) nach Messbereichen in Deutschland zwischen 2017–2022

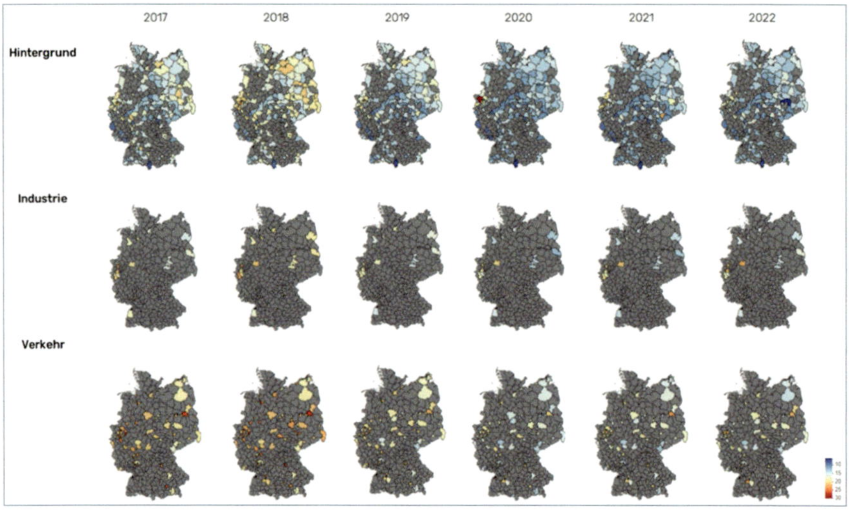

Quelle: Eigene Darstellung, beruhend auf Daten des UBA

Die Beschreibung der Entwicklung der durchschnittlichen Luftbelastung kann um Daten zu Extremwerten und Überschreitungen der geltenden Grenzwerte erweitert werden (Tabelle 19). Der EU-Jahresgrenzwert liegt für PM_{10} bei 40 µg/m³ und wird damit in allen betrachteten Jahren unterschritten. Bezogen auf den Beobachtungszeitraum zwischen 2017 und 2022 können an durchschnittlich 338 Tagen im Jahr (93 % aller Tage im Jahr) im Messbereich „Hintergrund" Überschreitungen des tagesbezogenen EU-Grenzwertes für Feinstaub (> 50 µg/m³) festgestellt werden; im Messbereich „Industrie" trifft das auf durchschnittlich 288 Tage (79 %) zu und im Bereich „Verkehr" wird der tagesbezogene PM_{10}-Grenzwert durchschnittlich an 339 Tagen (93 %) überschritten. Berücksichtigt werden muss, dass die Richtlinie 2008/50/EG besagt, dass der Grenzwert der Feinstaubbelastung im Jahr 35-mal überschritten werden darf. Im Jahr 2022 wurde der geltende Grenzwert in 32 Landkreisen im Hintergrundbereich überschritten. Somit wurde in 16 % aller Landkreise mit PM_{10}-Messstationen der Grenzwert überschritten. Im Jahr 2018 lag der Anteil sogar bei 41 %, sodass über die sechs betrachteten Jahre hinweg durchschnittlich 24 % aller Landkreise mit PM_{10}-Messstationen den geltenden EU-Grenzwert überschreiten. In den Landkreisen Harz (Sachsen-Anhalt), Frankfurt am Main (Hessen) und Hamburg finden sich in jedem der sechs Beobachtungsjahre auch die häufigsten Grenzwertüberschreitungen im Messbereich „Hintergrund" wieder. Im Jahr 2022 wurde der geltende PM_{10}-Grenzwert in 10 Landkreisen im Industriebereich überschritten. Somit wurde in 50 % aller Landkreise mit PM_{10}-Messstationen der Grenzwert überschritten. Im Jahr 2017 lag der Anteil sogar bei 80 %, sodass über die sechs betrachteten Jahre hinweg durchschnittlich 58 % aller Landkreise mit PM_{10}-Messstationen den geltenden EU-Grenzwert überschreiten. In jedem Jahr wurden im Messbereich „Industrie" in Duisburg (Nordrhein-Westfalen), Düren (Nordrhein-Westfalen) und Ludwigshafen am Rhein (Rheinland-Pfalz), Soest (Nordrhein-Westfalen) die häufigsten Grenzwertüberschreitungen festgestellt. Der geltende

PM_{10}-Grenzwert wurde im Jahr 2022 in 43 Landkreisen im Verkehrsbereich überschritten. Somit wurde in 47 % aller Landkreise mit PM_{10}-Messstationen der Grenzwert überschritten. Im Jahr 2018 lag der Anteil sogar bei 83 %, sodass über die sechs betrachteten Jahre hinweg durchschnittlich 63 % aller Landkreise mit PM_{10}-Messstationen den geltenden EU-Grenzwert überschreiten. Die meisten Grenzwertüberschreitungen im Messbereich „Verkehr" können in jedem Jahr in Berlin und Stuttgart (Baden-Württemberg) festgestellt werden. Ferner können seit 2019 regelmäßig hohe Grenzwertüberschreitungen in Essen (Nordrhein-Westfalen), Tübingen (Baden-Württemberg) und Magdeburg (Sachsen-Anhalt) beobachtet werden.

Tabelle 19: Feinstaubbelastung (µg/m³) nach Messbereichen in Deutschland zwischen 2017–2022

Merkmale der Feinstaubbelastung	2017	2018	2019	2020	2021	2022
Insgesamt						
Durchschnittliche PM_{10}-Belastung in µg/m³	17,2	18,3	15,9	14,4	14,6	15,0
Hintergrund						
Durchschnittliche PM_{10}-Belastung in µg/m³	15,4	16,8	14,4	13,1	13,2	13,8
Mindestbelastung PM_{10} in µg/m³	0,0	0,0	0,0	0,0	0,0	0,0
Maximalbelastung PM_{10} in µg/m³	1048,0	1194,0	1045,0	1684,0	979,0	1098,0
Anzahl der Tage mit Überschreitung des Höchstwertes für PM_{10} > 50 µg/m³	342	350	339	331	327	340
Anzahl der Landkreise mit Überschreitung p. a., wobei Tagesgrenzwert 35-mal p. a. überschritten werden kann	69	82	53	27	23	32
Anteil der Landkreise mit mind. 36 Grenzwertüberschreitungen p. a. an allen 202 Landkreisen mit PM_{10}-Messstationen in %	34,2	40,6	26,2	13,4	11,4	15,8
Anteil der Landkreise mit mind. 36 Grenzwertüberschreitungen p. a. an allen 402 Landkreisen in Deutschland in %	17,2	20,4	13,2	6,7	5,7	8,0

Merkmale der Feinstaubbelastung	2017	2018	2019	2020	2021	2022
Industrie						
Durchschnittliche PM_{10}-Belastung in µg/m³	18,4	19,8	17,2	16,1	16,4	17,0
Mindestbelastung PM_{10} in µg/m³	0,0	0,0	0,0	0,0	0,0	0,0
Maximalbelastung PM_{10} in µg/m³	423,0	918,0	1086,0	1080,0	898,0	808,0
Anzahl der Tage mit Überschreitung des Höchstwertes für PM_{10} > 50 µg/m³	283	303	293	282	287	281
Anzahl der Landkreise mit Überschreitung p. a., wobei Tagesgrenzwert 35-mal p. a. überschritten werden kann	16	14	13	8	9	10
Anteil der Landkreise mit mind. 36 Grenzwertüberschreitungen p. a. an allen 20 Landkreisen mit PM_{10}-Messstationen in %	80,0	70,0	65,0	40,0	45,0	50,0
Anteil der Landkreise mit mind. 36 Grenzwertüberschreitungen p. a. an allen 402 Landkreisen in Deutschland in %	4,0	3,5	3,2	2,0	2,2	2,5
Verkehr						
Durchschnittliche PM_{10}-Belastung in µg/m³	21,0	21,6	18,9	16,9	17,2	17,4
Mindestbelastung PM_{10} in µg/m³	0,0	0,0	0,0	0,0	0,0	0,0
Maximalbelastung PM_{10} in µg/m³	1860,0	1331,0	1187,0	1411,0	1501,0	2328,0
Anzahl der Tage mit Überschreitung des Höchstwertes für PM_{10} > 50 µg/m³	340	342	340	335	342	336
Anzahl der Landkreise mit Überschreitung p. a., wobei Tagesgrenzwert 35-mal p. a. überschritten werden kann	74	76	72	39	44	43
Anteil der Landkreise mit mind. 36 Grenzwertüberschreitungen p. a. an allen 92 Landkreisen mit PM_{10}-Messstationen in %	80,4	82,6	78,3	42,4	47,8	46,7
Anteil der Landkreise mit mind. 36 Grenzwertüberschreitungen p. a. an allen 402 Landkreisen in Deutschland in %	18,4	18,9	17,9	9,7	10,9	10,7

Quelle: Eigene Darstellung, beruhend auf Daten des UBA

2.4.2.2 Stickstoffdioxid

Für 48 % der 402 Landkreise können aufgrund fehlender Messstationen keine Aussagen zur Stickstoffdioxidbelastung getroffen werden. Abbildung 23 veranschaulicht diese Datenlücken, indem die ausgegrauten Landkreise keine Messstationen aufweisen. Die durchschnittliche Stickstoffdioxidbelastung lag in den Jahren 2022, 2021 und 2020 unter jener der Vorjahre 2019, 2018 und 2017. Die höchsten durchschnittlichen Belastungswerte können in den Jahren 2017 und 2018 festgestellt werden, wobei der Spitzenwert des Gebietsmittels der Luftbelastung im Jahr 2017 in Hamburg mit 34,3 µg/m³ erreicht wurde. Der niedrigste Durchschnittswert der Belastung wurde 2022 in Mecklenburg-Vorpommern mit 9,9 µg/m³ dokumentiert.

Abbildung 23: Gebietsmittel der Stickstoffdioxidbelastung (µg/m³) in Deutschland zwischen 2017–2022

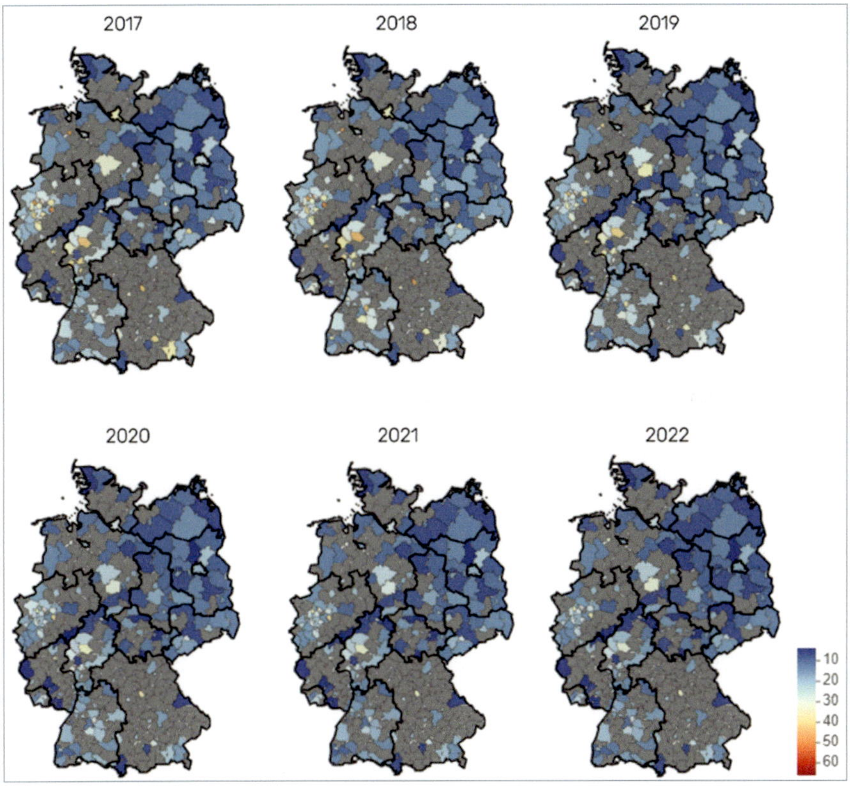

Quelle: Eigene Darstellung, beruhend auf Daten des UBA

Durch verkehrsnahe Messstationen werden durchschnittlich höhere Stickstoffdioxidbelastungswerte erfasst als bei Messstationen, die dem Messbereich der Industrie oder dem Hintergrund zugeordnet werden (Abbildung 24). Zu Beginn und zum Ende eines Kalenderjahres zeigt sich im Beobachtungszeitraum wiederholt ein Anstieg der Stickstoffdioxidbelastung. Diese Entwicklungen können analog zu jenen der Feinstaubbelastung begründet werden, sodass als eine mögliche Erklärung für gestiegene Emissionen eine intensivere Nutzung von Heizungen oder Kraftfahrzeugen während der kälteren Jahreszeiten in Betracht kommt.

Abbildung 24: Gebietsmittel der Stickstoffdioxidbelastung (µg/m³) nach Messbereichen in Deutschland pro Monat

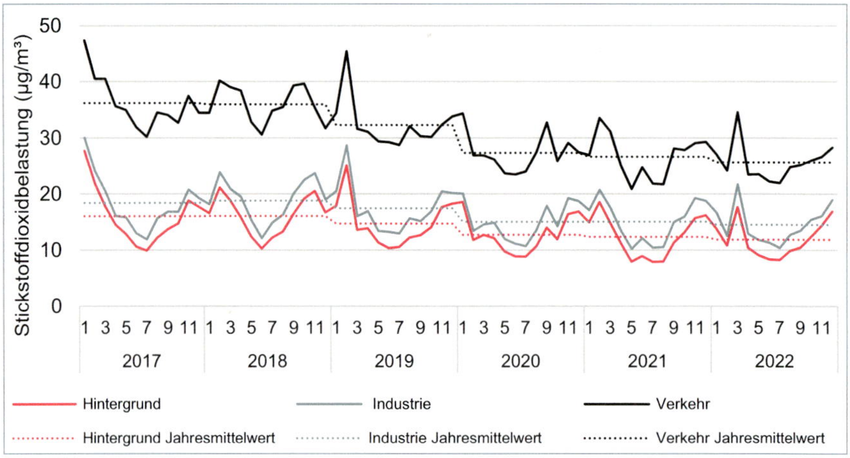

Quelle: Eigene Darstellung, beruhend auf Daten des UBA

Die folgende Abbildung 25 visualisiert nicht nur die deutschlandweiten Gebietsmittel der Stickstoffdioxidbelastung nach den drei Messbereichen „Hintergrund", „Industrie" und „Verkehr", sondern auch, dass insb. im Zusammenhang mit dem Messbereich „Industrie" und dem Messbereich „Verkehr" große Datenlücken bestehen. Die durchschnittliche Stickstoffdioxidbelastung an den drei Gebietsbereichen hat sich in den letzten Jahren jeweils rückläufig entwickelt. In allen drei Messbereichen werden die meisten erhöhten Durchschnittswerte der Luftbelastung mit NO_2 in den Jahren 2017 und 2018 dokumentiert. Die niedrigsten Durchschnittswerte entfallen mehrheitlich auf die Jahre 2020 und 2021. Wiederholt können erhöhte Werte der durchschnittlichen Hintergrundbelastung in Nordrhein-Westfalen und Hamburg (im Jahr 2017 wurde hier der Höchstwert mit 27,2 µg/m³ gemessen) festgestellt werden, wohingegen auf die Bundesländer Mecklenburg-Vorpommern und Schleswig-Holstein wiederholt die niedrigsten Mittelwerte entfallen. Für die Bundesländer Bayern, Berlin, Hessen, Sachsen, Schleswig-Holstein und Thüringen können aufgrund von fehlenden Messstationen keine Aussagen zu dem Messbereich der Industrie getroffen werden. Die höchste durchschnittliche Stickstoffdioxidbelastung in Industrienähe wird wiederholt in Rheinland-Pfalz (Spitzenwert im Jahr 2017 mit 30,1 µg/m³) und Hamburg gemessen, die niedrigsten Werte werden wiederholt in Brandenburg festgestellt. Für das Jahr 2017 liegen keine Daten zur Erfassung der Stickstoffdioxidbelastung im verkehrsnahen Bereich in Baden-Württemberg vor. Im Folgejahr zeigen sich in dem Bundesland erhöhte Messwerte (48,7 µg/m³). In mindestens zwei Jahren zeigen sich auch erhöhte Durchschnittswerte in Berlin, Hessen und Hamburg, wobei in Hamburg im Jahr 2017 der Höchstwert der durchschnittlichen Stickstoffdioxidbelastung mit 50,7 µg/m³ festgestellt wurde. Niedrige Durchschnittswerte lassen sich wiederholt in Mecklenburg-Vorpommern (der niedrigste Durchschnittswert wurde im Jahr 2022 mit 17,6 µg/m³ erreicht) und Thüringen messen.

Abbildung 25: Gebietsmittel der Stickstoffdioxidbelastung (µg/m³) nach Messbereichen in Deutschland zwischen 2017–2022

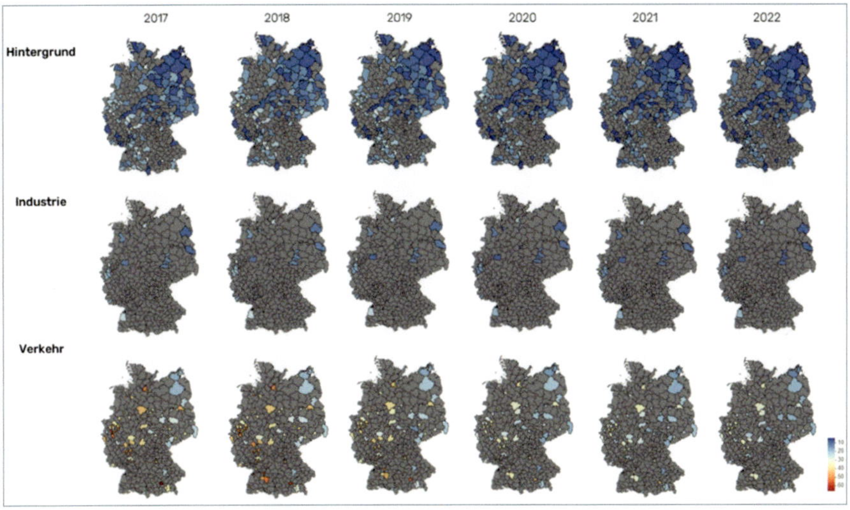

Quelle: Eigene Darstellung, beruhend auf Daten des UBA

Die Beschreibung der Entwicklung der durchschnittlichen Luftbelastung wird durch Daten zu Extremwerten und Überschreitungen der geltenden Grenzwerte erweitert (Tabelle 20). Für die Luftbelastung mit Stickstoffdioxid gibt die geltende EU-Richtlinie einen Stundenmittelwert und einen Jahresmittelwert vor, welche aufgrund der hier vorliegenden Datenstruktur nicht angewendet werden können. Daher wird der empfohlene Tagesgrenzwert der WHO in Höhe von 25 µg/m³ genutzt, um die Grenzwertüberschreitungen auf Tagesebene zu bestimmen. An allen Tagen im Jahr wurde innerhalb des Beobachtungszeitraums der Grenzwert für Stickstoffdioxid überschritten. Der Jahresgrenzwert für Stickstoffdioxid liegt in der EU bei 40 µg/m³ und wird in den Messbereichen „Hintergrund" und „Verkehr" im Beobachtungszeitraum nicht überschritten. Grenzwertüberschreitungen lassen sich allerdings im Messbereich „Verkehr" feststellen, auch wenn deren Zahl zwischen 2017 und 2022 zurückgegangen ist. Im Jahr 2017 lassen sich 28 Jahresgrenzwertüberschreitungen feststellen, womit 30 % der Landkreise mit entsprechenden Messstationen Überschreitungen melden. Im Jahr 2022 liegt die Anzahl der Überschreitungen der Jahresgrenzwerte bei null. Bis einschließlich 2021 werden die Grenzwertüberschreitungen insb. in München (Bayern) festgestellt und bis zum Jahr 2019 können wiederholte Grenzwertüberschreitungen zudem in Düsseldorf (Nordrhein-Westfalen) und Hagen (Nordrhein-Westfalen) beobachtet werden.

Tabelle 20: Stickstoffdioxidbelastung (µg/m³) nach Messbereichen in Deutschland zwischen 2017–2022

Merkmale der Stickstoffdioxid-belastung	2017	2018	2019	2020	2021	2022
Insgesamt						
Durchschnittliche NO_2-Belastung in µg/m³	21,8	22,1	20,1	17,2	16,7	16,1
Hintergrund						
Durchschnittliche NO_2-Belastung in µg/m³	16,0	16,1	14,7	12,7	12,3	11,9
Mindestbelastung NO_2 in µg/m³	0,0	0,0	0,0	0,0	0,0	0,0
Maximalbelastung NO_2 in µg/m³	199,0	173,0	154,0	166,0	160,0	311,0
Anzahl der Tage mit Überschreitung des Tageshöchstwertes für NO_2 > 25 µg/m³	365	365	365	365	365	365
Anteil der Landkreise mit Überschreitung des Jahreshöchstwertes (> 40 µg/m³) an allen 196 Landkreisen mit NO_2-Messstationen in %	0	0	0	0	0	0
Anteil der Landkreise mit Überschreitung des Jahreshöchstwertes (> 40 µg/m³) an allen 402 Landkreisen in Deutschland in %	0	0	0	0	0	0
Industrie						
Durchschnittliche NO_2-Belastung in µg/m³	18,4	18,8	17,4	15,0	15,0	14,5
Mindestbelastung NO_2 in µg/m³	0,0	0,0	0,0	0,0	0,0	0,0
Maximalbelastung NO_2 in µg/m³	172,0	169,0	146,0	164,0	219,0	134,0
Anzahl der Tage mit Überschreitung des Tageshöchstwertes für NO_2 > 25 µg/m³	365	365	365	365	365	365
Anteil der Landkreise mit Überschreitung des Jahreshöchstwertes (> 40 µg/m³) an allen 20 Landkreisen mit NO_2-Messstationen in %	0	0	0	0	0	0
Anteil der Landkreise mit Überschreitung des Jahreshöchstwertes (> 40 µg/m³) an allen 402 Landkreisen in Deutschland in %	0	0	0	0	0	0
Verkehr						
Durchschnittliche NO_2-Belastung in µg/m³	36,2	35,9	32,3	27,3	26,6	25,7
Mindestbelastung NO_2 in µg/m³	0,0	0,0	0,0	0,0	0,0	0,0
Maximalbelastung NO_2 in µg/m³	326,0	370,0	211,0	215,0	1015,0	203,0

Merkmale der Stickstoffdioxid-belastung	**2017**	**2018**	**2019**	**2020**	**2021**	**2022**
Anzahl der Tage mit Überschreitung des Tageshöchstwertes für NO_2 > 25 µg/m³	365	365	365	365	365	365
Anteil der Landkreise mit Überschreitung des Jahreshöchstwertes (> 40 µg/m³) an allen 92 Landkreisen mit NO_2-Messstationen in %	30,4	26,1	15,2	1,1	1,1	0,0
Anteil der Landkreise mit Überschreitung des Jahreshöchstwertes (> 40 µg/m³) an allen 402 Landkreisen in Deutschland in %	7,0	6,0	3,5	0,2	0,2	0,0

Quelle: Eigene Darstellung, beruhend auf Daten des UBA

2.5 Assoziation von Gesundheit und Umwelt

2.5.1 Erhöhte Temperaturen und Behandlungsfälle

Schäden durch Hitze und Sonnenlicht

Im Zeitraum von 2018 bis 2022 werden an 15 % aller Tage für die DAK-versicherten Kinder mittlere Tagestemperaturen von 25 °C oder mehr („Sommertage") beobachtet. Auf diese Tage entfielen 55 % aller ärztlichen Behandlungsfälle aufgrund hitzebedingter Schäden (Sonnenstiche, Hitzekrämpfe oder Erschöpfungssymptome) (Abbildung 26). Dies entspricht einer um das 6,7-fache (unadj. OR: 6,66, 95 % CI: 6,20–7,15) altersunabhängig erhöhten Chance ab 25 °C aufgrund hitzebedingter Schäden behandelt zu werden. Hochgerechnet auf alle Kinder und Jugendlichen in Deutschland entspricht dies 29.400 Behandlungsfällen bzw. 29.000 Kindern und Jugendlichen (auf eine Person können mehrere Fälle entfallen).

An Hitzetagen (ab 30 °C Tageshöchsttemperatur) steigt die Chance um das 7,7-fache (unadj. OR: 7,69, 95 % CI: 7,08–8,35) an. Hochgerechnet auf alle Kinder und Jugendlichen in Deutschland entspricht das 13.200 Behandlungsfällen bzw. 13.100 Kindern und Jugendlichen.

Abbildung 26: Ärztliche Behandlungen in Folge von Hitze-/Sonnenlichtschäden in Abhängigkeit der Tageshöchsttemperatur

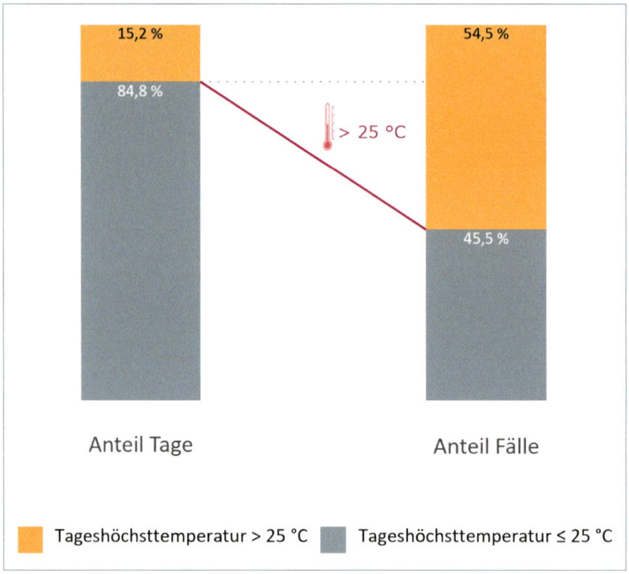

Quelle: Eigene Darstellung, beruhend auf Daten der DAK-Gesundheit und des DWD
Falldefinition: Min1 ambulant und/oder stationär diagnostizierte Schäden durch Hitze und Sonnenlicht (ICD-10 T67) im Beobachtungsjahr, Zeitbezug: 2018–2022, Alter: 0–17 Jahre, Time-Lag: 0 Tage

Pollenallergie

Im Zeitraum von 2018 bis 2022 werden für Kinder und Jugendliche mit einem Krankenhausaufenthalt aufgrund von Folgen einer Pollenallergie an 15 % aller Tage Sommertage (ab 25 °C Tageshöchsttemperatur) beobachtet. Auf diese Tage entfielen 22 % aller stationären Behandlungsfälle aufgrund der Folgen einer Pollenallergie (Abbildung 27). Dies entspricht einer um 56 % (unadj. OR: 1,564, 95 % CI: 1,311–1,866) erhöhten Chance ab 25 °C, aufgrund der Folgen einer Pollenallergie stationär behandelt zu werden. Hochgerechnet auf alle Kinder und Jugendlichen in Deutschland entspricht dies 2.800 Behandlungsfällen bzw. 2.700 Kindern und Jugendlichen.

Abbildung 27: Krankenhausaufenthalte aufgrund der Folgen von Pollenallergie in Abhängigkeit der Tageshöchsttemperatur

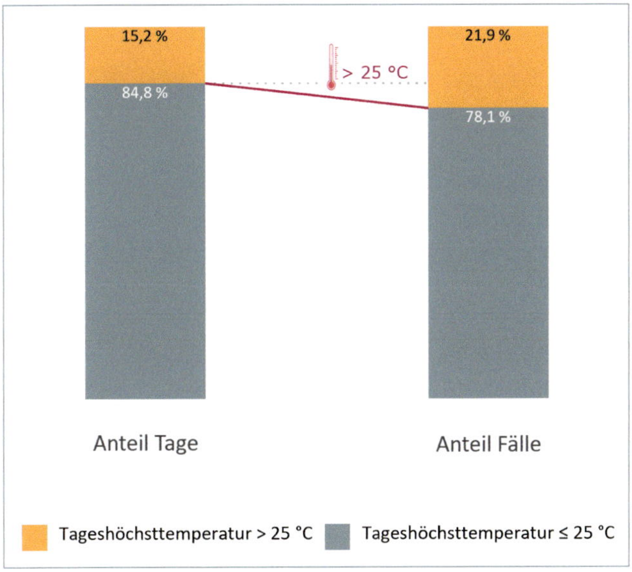

Quelle: Eigene Darstellung, beruhend auf Daten der DAK-Gesundheit und des DWD

Falldefinition: Min1 stationär behandelte Pollenallergien (ICD-10 J30.1) im Beobachtungsjahr, Zeitbezug: 2018–2022, Alter: 0–17 Jahre, Time-Lag: 0 Tage

Atmungsstörungen

Im Zeitraum von 2018 bis 2022 werden an 4 % aller Tage für die DAK-versicherten Neugeborenen und Säuglinge Hitzetage (ab 30 °C Tageshöchsttemperatur) beobachtet. Auf diese Tage entfielen gerundet 5 % aller ärztlichen Behandlungsfälle aufgrund gestörter Atmung (akute Atemnot, anstrengendere Atmung) von Neugeborenen und Säuglingen (Abbildung 28). Dies entspricht einer um 14 % (unadj. OR: 1,139, 95 % CI: 1,011–1,284) erhöhten Chance ab 30 °C, aufgrund einer gestörten Atmung ärztlich behandelt zu werden. Hochgerechnet auf alle Neugeborenen und Säuglinge in Deutschland entspricht dies 5.100 Behandlungsfällen bzw. 4.900 Kindern und Jugendlichen.

Abbildung 28: Ärztliche Behandlungen in Folge von Atmungsstörungen in Abhängigkeit der Tageshöchsttemperatur

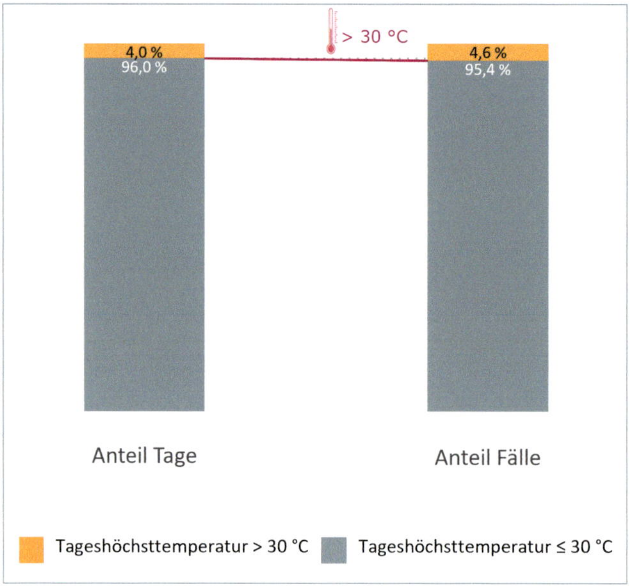

Quelle: Eigene Darstellung, beruhend auf Daten der DAK-Gesundheit und des DWD

Falldefinition: Min1 ambulant und/oder stationär diagnostizierte Störung der Atmung (ICD-10 R06) im Beobachtungsjahr, Zeitbezug: 2018–2022, Alter: < 1 Jahr, Time-Lag: 0 Tage

Im Zeitraum von 2018 bis 2022 werden für Neugeborene und Säuglinge mit einem Krankenhausaufenthalt aufgrund von Atmungsstörungen an gerundet 13 % aller Tage Hitzetage (ab 30 °C Tageshöchsttemperatur) beobachtet. Auf diese Tage entfielen 15 % aller stationären Behandlungsfälle aufgrund von gestörter Atmung (Abbildung 29). Dies entspricht einer um 21 % erhöhten Chance ab 30 °C, aufgrund einer gestörten Atmung binnen einer Woche stationär behandelt zu werden. Hochgerechnet auf alle Neugeborenen und Säuglinge in Deutschland entspricht dies 4.600 Behandlungsfällen bzw. 4.300 Neugeborenen und Säuglingen.

Abbildung 29: Krankenhausaufenthalte in Folge von Atmungsstörungen in Abhängigkeit der Tageshöchsttemperatur

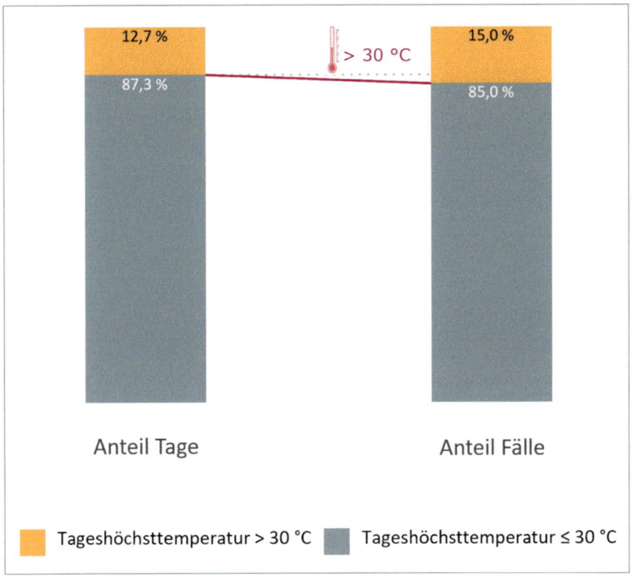

Quelle: Eigene Darstellung, beruhend auf Daten der DAK-Gesundheit und des DWD

Falldefinition: Min1 stationär behandelte Störung der Atmung (ICD-10 R06) im Beobachtungsjahr, Zeitbezug: 2018–2022, Alter: < 1 Jahr, Time-Lag: 7 Tage

2.5.2 Befragung zur Hitzebelastung

Gut zwei Drittel der befragten Eltern (69 %) geben an, dass ihr Kind innerhalb der letzten sechs Jahre bei Temperaturen um oder über 30 Grad hitzebedingt gesundheitliche Probleme bzw. Beschwerden hatte. Während gut drei Viertel der Mütter von gesundheitlichen Beschwerden ihres Kindes aufgrund von Hitze berichten, sind es bei den Vätern nur knapp zwei Drittel. Tatsächlich waren laut Selbstauskunft 74 Prozent der befragten Kinder betroffen. Rund jedes vierte Kind (24 %) hat dagegen keine durch Hitze verursachten Probleme bzw. Beschwerden bei sich wahrgenommen. Temperaturen um oder über 30 Grad machen Mädchen gemäß Selbstauskunft der Kinder etwas häufiger zu schaffen als Jungen. Mit zunehmendem Alter steigt der Anteil der Kinder, die von hitzebedingten gesundheitlichen Beschwerden innerhalb der letzten sechs Jahre berichten. Die befragten Kinder und Jugendlichen führen bei sich selbst vor allem vermehrtes Schwitzen, Schlafprobleme und Kopfschmerzen auf Hitze zurück (jeweils 42 %). Mit etwas Abstand steht Abgeschlagenheit bzw. Müdigkeit (30 %) an vierter Stelle. Alle anderen gestützt abgefragten Beschwerden folgen erst mit deutlichem Abstand. Zwischen der Selbstauskunft der Kinder und der Einschätzung der Eltern zeigt sich lediglich bei „vermehrtes Schwitzen" ein nennenswerter Unterschied: Einige Eltern unterschätzen demnach, dass ihr Kind vermehrtes Schwitzen als gesundheitliche Beschwerde aufgrund von Hitze wahrnimmt. Mädchen leiden laut Selbstauskunft der Kinder bei Hitze häufiger als Jungen unter Schlafproblemen, Kopfschmerzen, Abgeschlagenheit und Kreislaufbeschwerden. 16- bis 17-Jährige leiden bei Hitze zudem häufiger als 10- bis 12-Jährige unter vermehrtem Schwitzen, Abgeschlagenheit, Appetitlosigkeit und Kreislaufbeschwerden.

13 Prozent der befragten Kinder und Jugendlichen, die in den letzten sechs Jahren hitzebedingt gesundheitliche Probleme bzw. Beschwerden hatten, berichten, dass sie aus diesem Grund bei einem Arzt waren. 1 Prozent gibt an, in der Notaufnahme gewesen zu sein. Weitere 6 Prozent halten es rückblickend für sinnvoll, wenn sie damit einen Arzt aufgesucht hätten. Die deutliche Mehrheit der gesundheitlich durch Hitze angeschlagenen Kinder und Jugendlichen (78 %) ist dagegen der Ansicht, dass es nicht nötig war, mit den hitzebedingten Problemen einen Arzt aufzusuchen. Bei dieser Frage decken sich Auskunft der befragten Kinder und Auskunft ihrer Eltern. 16- bis 17-Jährige geben deutlich häufiger als 10- bis 12-Jährige an, dass sie innerhalb der letzten sechs Jahre mit hitzebedingten Beschwerden bei einer Ärztin oder einem Arzt waren.

Gut ein Drittel der befragten Eltern (35 %) fühlt sich sehr gut darüber informiert, wie sie sich bei hohen Temperaturen am besten verhalten sollten, um sich vor der Hitze und deren gesundheitlichen Folgen zu schützen. Gut jeder Zweite (52 %) stuft sich als „eher gut informiert" ein. 10 Prozent der befragten Eltern halten sich dagegen für (eher) schlecht informiert, wenn es darum geht, welche Maßnahmen man zum Schutz vor der Hitze und ihren Folgen ergreifen kann. 23 Prozent der befragten Eltern meinen, dass ihr Kind alles in allem sehr gut darüber informiert ist, wie es sich vor der Hitze und deren gesundheitlichen Folgen schützen kann. Weitere 59 Prozent halten ihr Kind für „eher gut informiert". 16 Prozent der Eltern halten ihr Kind dagegen für (eher) schlecht informiert, wenn es darum geht, welche Maßnahmen man bei hohen Temperaturen zum Schutz vor hitzebedingten Problemen ergreifen kann. Die Selbsteinstufung der Kinder fällt ähnlich aus wie das Urteil ihrer Eltern: 25 Prozent der befragten Kinder und Jugendlichen sind der Ansicht, dass sie alles in allem sehr gut darüber informiert sind, wie sie sich vor der Hitze und deren gesundheitlichen Folgen schützen können. 53 Prozent stufen sich selbst als „eher gut informiert" ein. 19 Prozent der befragten Kinder und Jugendlichen fühlen sich dagegen (eher) schlecht informiert, wenn es darum geht, welche Maßnahmen man zum Hitzeschutz ergreifen kann.

8 Prozent der befragten Eltern haben schon einmal mit einem Arzt, z. B. einem Hausarzt oder Kinderarzt, über empfehlenswerte Verhaltensanpassungen bei Hitze gesprochen. Die große Mehrheit (91 %) hat das noch nicht getan. 7 Prozent der befragten Kinder und Jugendlichen haben schon mal mit einem Arzt, z. B. einem Hausarzt oder Kinderarzt, über Empfehlungen gesprochen, wie man sich bei Hitze am besten verhalten sollte. 90 Prozent haben das noch nicht getan.

Anhand von sechs vorgegebenen Antwortmöglichkeiten wurde darüber hinaus ermittelt, welche Maßnahmen die Eltern selbst normalerweise ergreifen, um sich bei dauerhaft hohen Temperaturen vor Hitze zu schützen. Fast alle befragten Eltern versuchen, bei dauerhaft hohen Temperaturen ausreichend zu trinken (94 %) und die Wohnräume kühl zu halten (92 %). 84 Prozent suchen bei Hitze normalerweise kühle Orte auf und halten sich bevorzugt im Schatten oder in gekühlten Innenräumen auf. Jeweils gut zwei Drittel der befragten Eltern (69 %) versuchen, ihren Körper bei Hitze durch luftige Kleidung oder spezielle Lotionen kühl zu halten bzw. verlagern anstrengende körperliche Aktivitäten in die Morgen- und Abendstunden. Mehr als jeder Zweite (59 %) bevorzugt bei Hitze leichtes Essen, wie z. B. mehrere kleine Mahlzeiten oder frische und kühle Nahrungsmittel. Mütter sagen häufiger als Väter, dass sie zum Schutz vor den Folgen anhaltender Hitze kühle Orte aufsuchen, anstrengende Aktivitäten in die Morgen- und Abendstunden verlagern und leicht essen. Auch bei den Kindern wurde anhand von sechs Antwortvorgaben ermittelt, welche Maßnahmen sie normalerweise ergreifen, um sich bei dauerhaft hohen Temperaturen vor Hitze zu schützen. Jeweils über 80 Prozent der befragten Kinder und Jugendlichen versuchen, bei dauerhaft hohen Temperaturen ausreichend zu trinken (86 %) bzw. suchen bei Hitze normalerweise kühle Orte auf (85 %). Jeweils knapp zwei Drittel der befragten Kinder und Jugendlichen versuchen, ihren Körper bei Hitze durch luftige Kleidung oder spezielle Lotionen kühl zu halten (67 %) bzw. die Wohnräume kühl zu halten (62 %). Deutlich seltener achten die Kinder bei dauerhaft hohen Temperaturen darauf, leicht zu essen (37 %) bzw. körperliche Aktivitäten in die Morgen- und Abendstunden zu verlagern (36 %). 16- bis 17-Jährige versuchen deutlich häufiger als 10- bis 15-Jährige, bei Hitze leicht zu essen und anstrengende Tätigkeiten in die Morgen- und Abendstunden zu verlagern.

2.5.3 Befragung zum Klimawandel und Klimaschutz

Ein Viertel der befragten Eltern (25 %) macht sich sehr bzw. eher große Sorgen, dass wiederkehrende Hitzeperioden und andere Folgen des Klimawandels ihrer Gesundheit schaden könnten. 49 Prozent sorgen sich dagegen weniger um mögliche Folgen des Klimawandels auf ihre eigene Gesundheit und weitere 24 Prozent gar nicht. Mütter machen sich häufiger als Väter Sorgen, dass wiederkehrende Hitzeperioden und andere Folgen des Klimawandels ihrer Gesundheit schaden könnten und Großstädter häufiger als Befragte aus kleineren Städten und Gemeinden. Ähnlich groß wie die Sorge um mögliche Auswirkungen des Klimawandels auf ihre eigene Gesundheit ist die Sorge der befragten Eltern, wenn es um ihr Kind geht: Knapp ein Drittel der befragten Eltern (31 %) macht sich eher oder sogar sehr große Sorgen, dass wiederkehrende Hitzeperioden und andere Folgen des Klimawandels der Gesundheit ihres Kindes schaden könnten. 48 Prozent sorgen sich dagegen weniger um mögliche Folgen des Klimawandels auf die Gesundheit ihres Kindes und weitere 19 Prozent gar nicht. Mütter machen sich häufiger als Väter Sorgen, dass wiederkehrende Hitzeperioden und andere Folgen des Klimawandels der Gesundheit ihres Kindes schaden könnten und Großstädter eher als Befragte aus kleineren Städten und Gemeinden. Von den befragten Kindern und Jugendlichen hat ebenfalls gut ein Viertel (27 %) eher oder sogar sehr große Sorge, dass wiederkehrende Hitzeperioden und andere Folgen des Klimawandels ihrer eigenen Gesundheit schaden könnten. 41 Prozent sorgen sich dagegen weniger um mögliche Folgen des Klimawandels auf ihre eigene Gesundheit und weitere 28 Prozent gar nicht. Mädchen machen sich etwas häufiger als Jungen Sorgen, dass wiederkehrende Hitzeperioden und andere Folgen des Klimawandels ihrer Gesundheit schaden könnten. Kinder aus großen Städten mit mindestens 100.000 Einwohnern sorgen sich diesbezüglich zudem häufiger als Kinder, die in kleineren Städten und Gemeinden wohnen.

Jeweils eine knappe Mehrheit der befragten Eltern ist der Meinung, dass die Wirtschaft (58 %), die Bevölkerung (53 %) und die Politik (52 %) in Deutschland zu wenig für den Klimaschutz tun. Über die Schulen meint dies etwas weniger als die Hälfte (46 %) der Eltern. Gut die Hälfte der befragten Eltern (52 %) ist der Ansicht, dass in Deutschland insgesamt noch zu wenig für den Klimaschutz getan wird. Zu viel Engagement für den Klimaschutz attestieren die befragten Eltern am ehesten der Politik (24 %). Mütter sind häufiger als Väter der Meinung, dass in Deutschland insgesamt zu wenig für den Klimaschutz getan wird. Ältere Befragte ab 50 Jahren meinen dies zudem häufiger als die unter 40-Jährigen und Eltern aus Großstädten sind häufiger dieser Ansicht als Befragte aus kleineren Städten und Gemeinden. Den Kindern und Jugendlichen fällt es etwas schwerer als ihren Eltern, zu beurteilen, ob in Deutschland genug für den Klimaschutz getan wird. Dies spiegelt sich in vergleichsweise höheren „weiß nicht"-Anteilen wider. Jeweils knapp die Hälfte der befragten Kinder und Jugendlichen ist der Meinung, dass die Wirtschaft bzw. die Unternehmen (50 %), die Politik (48 %), die Bevölkerung (47 %) sowie die Schulen (47 %) bislang zu wenig für den Klimaschutz tun. Knapp die Hälfte der befragten Kinder und Jugendlichen (48 %) ist der Ansicht, dass in Deutschland insgesamt noch zu wenig für den Klimaschutz getan wird. Mädchen sind häufiger als Jungen der Meinung, dass in Deutschland insgesamt zu wenig für den Klimaschutz getan wird. Kinder und Jugendliche aus Großstädten sind häufiger dieser Ansicht als Befragte aus kleineren Städten und Gemeinden. 16- bis 17-Jährige meinen häufiger als 10- bis 12-Jährige, dass Wirtschaft, Politik, Bevölkerung sowie die Schulen sich nicht ausreichend für den Klimaschutz einsetzen.

2.5.4 Feinstaubbelastung und Behandlungsfälle

Chronische Erkrankungen der unteren Atemwege

Im Zeitraum von 2018 bis 2022 wurde an 59 % aller Tage für die DAK-versicherten Kinder und Jugendlichen durch die zum Wohnort nächstgelegene Messstation eine mittlere Feinstaubexposition oberhalb des WHO-Grenzwertes (≥ 45 µg/m³) beobachtet. Auf ein Zeitfenster von sieben Tagen entfielen 59 % aller ärztlichen Behandlungsfälle mit chronischen Erkrankungen der unteren Atemwege, zu denen insb. Asthma und COPD zählen (Abbildung 30). Dies entspricht einer um 3 % (unadj. OR: 1,027, 95 % CI: 1,021–1,033) altersunabhängig erhöhten Chance, innerhalb von sieben Tagen bei Überschreitung des WHO-Grenzwertes mit Asthma oder COPD ärztlich behandelt zu werden. Hochgerechnet auf alle Kinder und Jugendlichen in Deutschland entspricht dies 5.051.700 Behandlungsfällen bzw. 2.599.700 Kindern und Jugendlichen.

Abbildung 30: Ärztliche Behandlungen aufgrund chronischer Erkrankungen der unteren Atemwege in Abhängigkeit der Feinstaubexposition

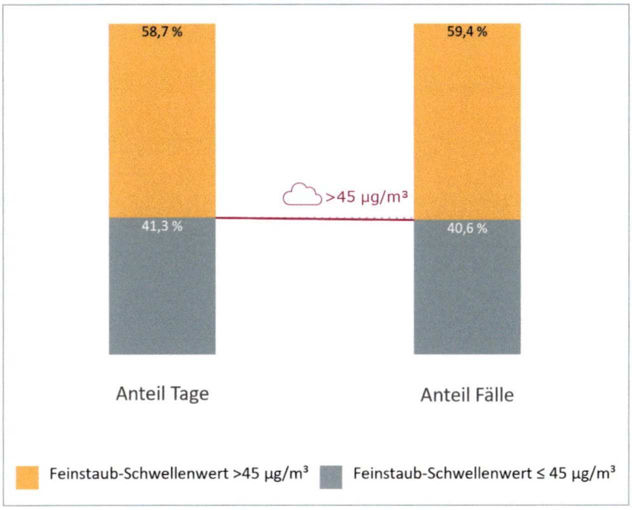

Quelle: Eigene Darstellung, beruhend auf Daten der DAK-Gesundheit und des UBA
Falldefinition: Min1 ambulant und/oder stationär diagnostizierte chronische Erkrankungen der unteren Atemwege (ICD-10 J40-J47) im Beobachtungsjahr, Zeitbezug: 2018–2022, Alter: 0–17 Jahre, Time-Lag: 7 Tage

Eine Überschreitung der WHO-seitig definierten Schwellenwerte zur Feinstaubexposition ist mit einer erhöhten Neudiagnoserate von Asthma und COPD assoziiert. Im Zeitraum von 2018 bis 2022 wurde an 18 % aller Tage für die DAK-versicherten Kinder und Jugendlichen durch die zum Wohnort nächstgelegene Messstation eine mittlere Feinstaubexposition auf dem zweifachen Niveau des WHO-Grenzwertes (≥ 90 µg/m³) oder höher beobachtet (Abbildung 31). Auf ein Zeitfenster von sieben Tagen entfielen gerundet 20 % aller neudiagnostizierten chronischen Erkrankungen der unteren Atemwege. Dies entspricht einer um 14 % (unadj. OR: 1,135, 95 % CI: 1,118–1,153) altersunabhängig erhöhten Chance, innerhalb von sieben Tagen erstmalig mit Asthma oder COPD ärztlich behandelt zu werden. Hochgerechnet auf alle Kinder und Jugendlichen in Deutschland entspricht das 359.400 Kindern und Jugendlichen (entspricht auch der Zahl der Behandlungsfälle).

Besonders betroffen sind Kleinkinder im Alter von einem bis vier Jahren. Bei 21 % aller neudiagnostizierten Asthma- und COPD-Fälle in dieser Altersgruppe wurde innerhalb von sieben Tagen vor der Neudiagnose eine wenigstens zweifach oberhalb des WHO-Grenzwertes liegende Überschreitung der Feinstaubbelastung beobachtet. Dies entspricht einer um 23 % erhöhten Chance einer Inzidenzdiagnose (unadj. OR: 1,226, 95 % CI: 1,192–1,262). Hochgerechnet auf alle Kleinkinder in Deutschland entspricht dies 109.800 Kindern und Jugendlichen (entspricht auch der Zahl der Behandlungsfälle).

Abbildung 31: Erstmalige ärztliche Behandlungen aufgrund chronischer Erkrankungen der unteren Atemwege in Abhängigkeit der Feinstaubexposition

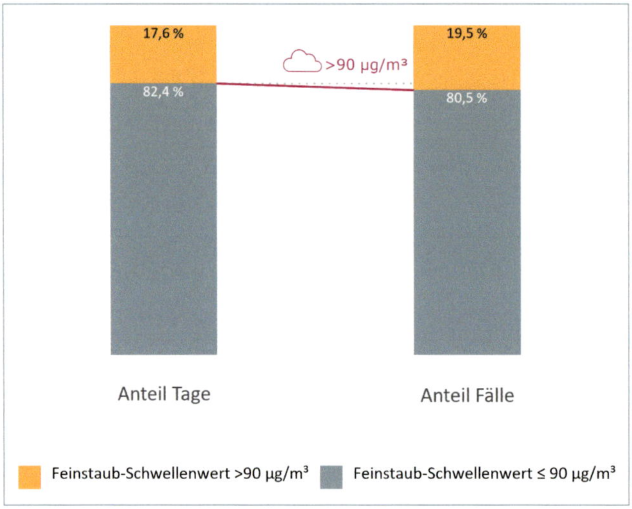

Quelle: Eigene Darstellung, beruhend auf Daten der DAK-Gesundheit und des UBA
Falldefinition: Min1 ambulant und/oder stationär erstmalig diagnostizierte chronische Erkrankungen der unteren Atemwege (ICD-10 J40-J47) im Beobachtungsjahr, Zeitbezug: 2017–2022, Alter: 0–17 Jahre, Time-Lag: 7 Tage

Im Zeitraum von 2018 bis 2022 wurde an 59 % aller Tage für die DAK-versicherten Kinder und Jugendlichen durch die zum Wohnort nächstgelegene Messstation eine mittlere Feinstaubexposition oberhalb des WHO-Grenzwertes (≥ 45 µg/m³) beobachtet. Auf ein Zeitfenster von sieben Tagen entfielen bei Kindern mit Asthma 61 % aller ärztlichen Verschreibungen von Asthmamedikamenten (Abbildung 32). Dies entspricht einer um 8 % (unadj. OR: 1,080, 95 % CI: 1,073–1,088) altersunabhängig erhöhten Chance, innerhalb von sieben Tagen bei Überschreitung des WHO-Grenzwertes als Kind mit bestehender Asthmaerkrankung auch eine asthmaspezifische Medikation verschrieben zu bekommen. Hochgerechnet auf alle Kinder und Jugendlichen in Deutschland entspricht dies 3.445.200 Behandlungsfällen bzw. 1.476.000 Kindern und Jugendlichen.

Abbildung 32: Medikamentöse Behandlung von Asthmatikern in Abhängigkeit der Feinstaubexposition

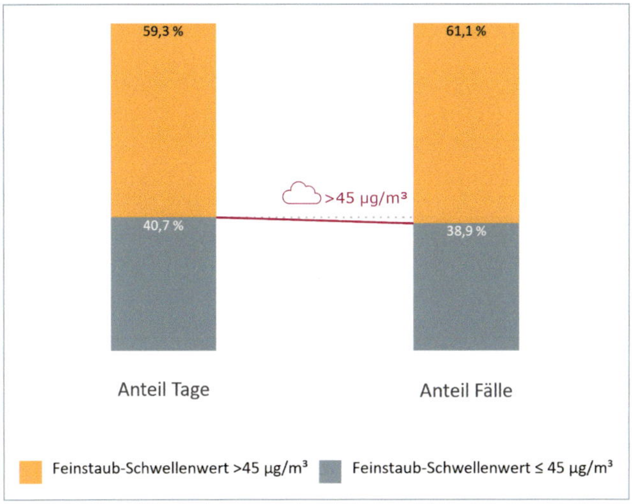

Quelle: Eigene Darstellung, beruhend auf Daten der DAK-Gesundheit und des UBA
Falldefinition: Verschreibung von Rhinologika und Mittel bei obstruktiven Atemwegserkrankungen bei Kindern und Jugendlichen mit Min1 Asthma-Diagnose (ICD-10 J45/J46; ATC R01/R03) im Beobachtungsjahr, Zeitbezug: 2018–2022, Alter: 0–17 Jahre, Time-Lag: 7 Tage

Atmungsstörungen

Im Zeitraum von 2018 bis 2022 wurde an 59 % aller Tage für die DAK-versicherten Kinder und Jugendlichen durch die zum Wohnort nächstgelegene Messstation eine mittlere Feinstaubexposition oberhalb des WHO-Grenzwertes (≥ 45 µg/m³) beobachtet. Auf ein Zeitfenster von sieben Tagen entfielen 60 % aller ärztlichen Behandlungsfälle mit Atmungsstörungen Dies entspricht einer um 5 % (unadj. OR: 1,054, 95 % CI: 1,038–1,071) altersunabhängig erhöhten Chance, innerhalb von sieben Tagen bei Überschreitung des WHO-Grenzwertes mit einer Atmungsstörung ärztlich behandelt zu werden. Hochgerechnet auf alle Kinder und Jugendlichen in Deutschland entspricht das 710.400 Behandlungsfällen bzw. 581.200 Kindern und Jugendlichen.

Grundschulkinder (5 bis 9 Jahre) weisen eine um 7 % (unadj. OR: 1,067, 95 % CI: 1,034–1,101) erhöhte Chance auf innerhalb von sieben Tagen bei Überschreitung des WHO-Grenzwertes mit einer Atmungsstörung ärztlich behandelt zu werden (Abbildung 33). Hochgerechnet auf alle Grundschulkinder in Deutschland entspricht dies 177.900 Behandlungsfällen bzw. 145.000 Kindern und Jugendlichen.

Abbildung 33: Ärztliche Behandlungen aufgrund einer gestörten Atmung in Abhängigkeit der Feinstaubexposition

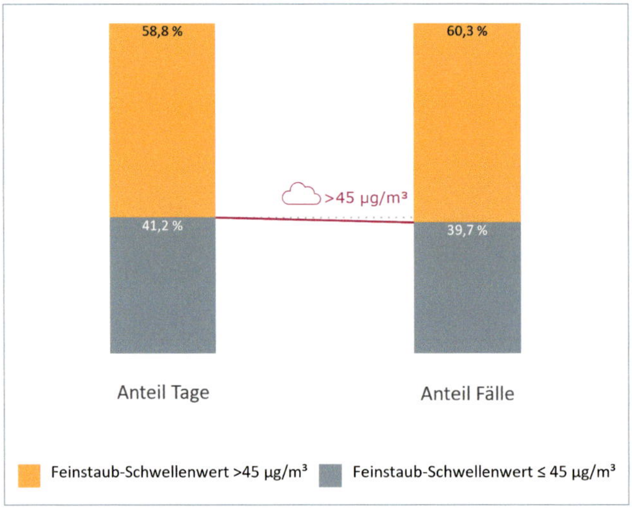

Quelle: Eigene Darstellung, beruhend auf Daten der DAK-Gesundheit und des UBA

Falldefinition: Min1 ambulant und/oder stationär behandelte Störung der Atmung (ICD-10 R06) im Beobachtungsjahr, Zeitbezug: 2018–2022, Alter: 5–9 Jahre, Time-Lag: 7 Tage

2.5.5 Stickstoffdioxidbelastung und Behandlungsfälle

Chronische Erkrankungen der unteren Atemwege

Im Zeitraum von 2018 bis 2022 wurde an 73 % aller Tage für die DAK-versicherten Kinder und Jugendlichen durch die zum Wohnort nächstgelegene Messstation eine mittlere Stickstoffdioxidbelastung oberhalb des WHO-Grenzwertes (≥ 25 µg/m³) beobachtet. Auf entsprechende Tage entfielen 74 % aller ärztlichen Behandlungsfälle mit chronischen Erkrankungen der unteren Atemwege, zu denen insb. Asthma und COPD zählen (Abbildung 34). Dies entspricht einer um 10 % (unadj. OR: 1,100, 95 % CI: 1,092–1,107) altersunabhängig erhöhte Chance, bei Überschreitung des WHO-Grenzwertes mit Asthma oder COPD ärztlich behandelt zu werden. Hochgerechnet auf alle Kinder und Jugendlichen in Deutschland entspricht dies 6.149.600 Behandlungsfällen bzw. 2.787.400 Kindern und Jugendlichen. Größer ist die Risikoassoziation, wenn ein Stickstoffdioxidgrenzwert herangezogen wird, an dem in den Daten die deutlichste Fallzahlzunahme beobachtet wird (≥ 40 µg/m³, unadj. OR: 1,148, 95 % CI: 1,141–1,154).

Abbildung 34: Ärztliche Behandlungen aufgrund chronischer Erkrankungen der unteren Atemwege in Abhängigkeit der Stickstoffdioxidexposition

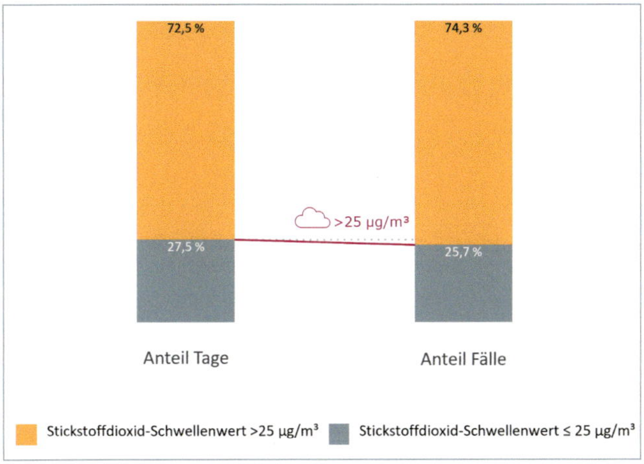

Quelle: Eigene Darstellung, beruhend auf Daten der DAK-Gesundheit und des UBA

Falldefinition: Min1 ambulant und/oder stationär diagnostizierte chronische Erkrankungen der unteren Atemwege (ICD-10 J40-J47) im Beobachtungsjahr, Zeitbezug: 2018–2022, Alter: 0–17 Jahre, Time-Lag: 0 Tage

Im Zeitraum von 2018 bis 2022 wurde an gerundet 89 % aller Tage für die DAK-versicherten Kinder und Jugendlichen durch die zum Wohnort nächstgelegene Messstation eine mittlere Stickstoffdioxidexposition oberhalb des WHO-Grenzwertes (≥ 25 µg/m³) beobachtet. Auf ein Zeitfenster von sieben Tagen entfielen bei Kindern mit Asthma 89 % aller ärztlichen Verschreibungen von Asthmamedikamenten (Abbildung 35). Dies entspricht einer um 5 % (unadj. OR: 1,052, 95 % CI: 1,040–1,064) altersunabhängig erhöhten Chance von sieben Tagen bei Überschreitung des WHO-Grenzwertes, als Kind mit bestehender Asthmaerkrankung auch eine asthmaspezifische Medikation verschrieben zu bekommen. Hochgerechnet auf alle Kinder und Jugendlichen in Deutschland entspricht das 4.903.300 Behandlungsfällen bzw. 1.727.000 Kindern und Jugendlichen.

Abbildung 35: Medikamentöse Behandlung von Asthmatikern in Abhängigkeit der Stickstoffdioxidexposition

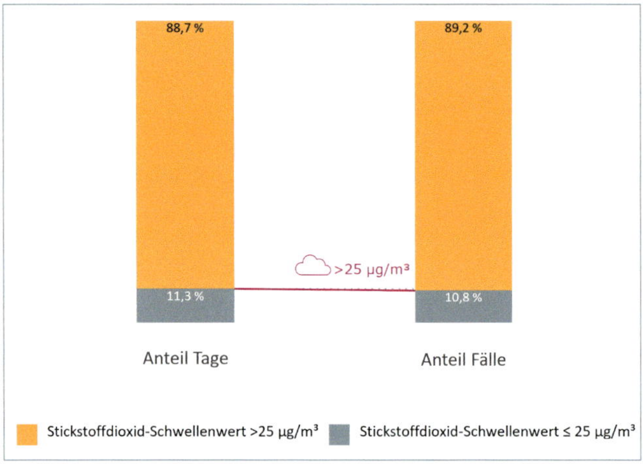

Quelle: Eigene Darstellung, beruhend auf Daten der DAK-Gesundheit und des UBA

Falldefinition: Verschreibung von Rhinologika und Mittel bei obstruktiven Atemwegserkrankungen bei Kindern und Jugendlichen mit Min1 Asthma-Diagnose (ICD-10 J45/J46; ATC R01/R03) im Beobachtungsjahr, Zeitbezug: 2018–2022, Alter: 0–17 Jahre, Time-Lag: 7 Tage

Pollenallergie

Im Zeitraum von 2018 bis 2022 wurde an 72 % aller Tage für die DAK-versicherten Jugendlichen im Alter von 15 bis 17 Jahren durch die zum Wohnort nächstgelegene Messstation eine mittlere Stickstoffdioxidbelastung oberhalb des WHO-Grenzwertes (≥ 25 µg/m³) beobachtet. Auf entsprechende Tage entfielen gerundet 74 % aller ärztlichen Behandlungsfälle aufgrund der Folgen einer Pollenallergie (Abbildung 36). Dies entspricht einer um 9 % (unadj. OR: 1,086, 95 % CI: 1,068–1,104) erhöhten Chance, bei Überschreitung des WHO-Grenzwertes als Jugendlicher mit einer Pollenallergie ärztlich behandelt zu werden. Hochgerechnet auf alle Jugendlichen in Deutschland entspricht dies 847.000 Behandlungsfällen bzw. 409.700 Kindern und Jugendlichen.

Bei Schulkindern im Alter von 10 bis 14 Jahren sind ähnliche Risikoassoziationen (eine Erhöhung der Chance um 7 %) zu beobachten. Hochgerechnet auf alle Schulkinder in Deutschland entspricht dies 1.262.600 Behandlungsfällen bzw. 600.600 Kindern und Jugendlichen.

Abbildung 36: Ärztliche Behandlungen aufgrund der Folgen von Pollenallergie in Abhängigkeit der Stickstoffdioxidexposition

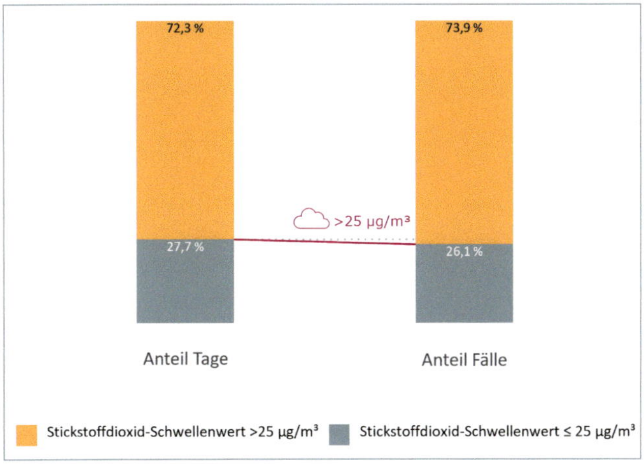

Quelle: Eigene Darstellung, beruhend auf Daten der DAK-Gesundheit und des UBA

Falldefinition: Min1 ambulant und/oder stationär diagnostizierte Pollenallergien (ICD-10 J30.1) im Beobachtungsjahr, Zeitbezug: 2018–2022, Alter: 15–17 Jahre, Time-Lag: 0 Tage

Akute Infektionen der unteren Atemwege

Im Zeitraum von 2018 bis 2022 wurde an gerundet 73 % aller Tage für die DAK-versicherten Kinder und Jugendlichen durch die zum Wohnort nächstgelegene Messstation eine mittlere Stickstoffdioxidbelastung oberhalb des WHO-Grenzwertes (≥ 25 µg/m³) beobachtet. Auf entsprechende Tage entfielen 76,1 % aller ärztlichen Behandlungsfälle aufgrund akuter Infektionen der unteren Atemwege, zu denen insb. eine Bronchitis oder Bronchiolitis zählen (Abbildung 37). Dies entspricht einer um 21 % (unadj. OR: 1,207, 95 % CI: 1,198–1,216) altersunabhängig erhöhten Chance, bei Überschreitung des WHO-Grenzwertes mit einer Bronchitis oder Bronchiolitis ärztlich behandelt zu werden. Der Effekt ist auch konstant, wenn vor der ärztlichen Behandlung mit einer Bronchitis/Bronchiolitis ein siebentägiges Vorbeobachtungsfenster berücksichtigt wird (unadj. OR: 1,094, 95 % CI: 1,083–1,105). Hochgerechnet auf alle Kinder und Jugendlichen in Deutschland entspricht dies 5.095.700 Behandlungsfällen bzw. 3.725.800 Kindern und Jugendlichen.

Für Jugendliche liegt die beobachtete Risikoassoziation noch einmal geringfügig höher und entspricht einer um 25 % erhöhten Chance (unadj. OR: 1,247, 95 % CI: 1,209–1,285). Hochgerechnet auf alle Jugendlichen in Deutschland entspricht dies 289.100 Behandlungsfällen bzw. 241.900 Kindern und Jugendlichen.

Abbildung 37: Ärztliche Behandlungen aufgrund akuter Infektionen der unteren Atemwege in Abhängigkeit der Stickstoffdioxidexposition

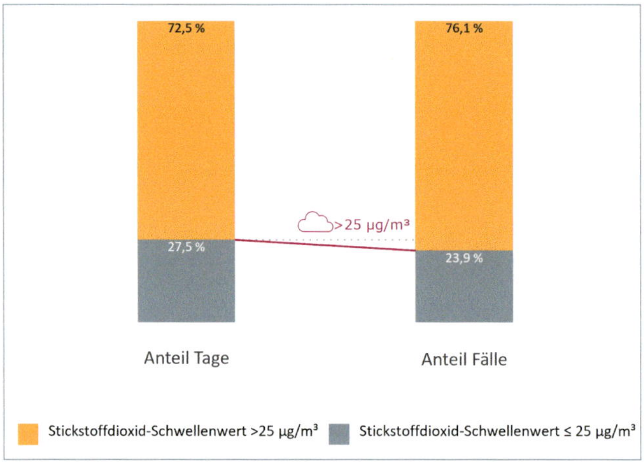

Quelle: Eigene Darstellung, beruhend auf Daten der DAK-Gesundheit und des UBA
Falldefinition: Min1 ambulant und/oder stationär diagnostizierte akute Infektionen der unteren Atemwege (ICD-10 J20-J22) im Beobachtungsjahr, Zeitbezug: 2018–2022, Alter: 0–17 Jahre, Time-Lag: 0 Tage

Im Zeitraum von 2018 bis 2022 wurde an gerundet 73 % aller Tage für die DAK-versicherten Kinder und Jugendlichen durch die zum Wohnort nächstgelegene Messstation eine mittlere Stickstoffdioxidbelastung oberhalb des WHO-Grenzwertes (≥ 25 µg/m³) beobachtet. Auf entsprechende Tage entfielen 76 % aller Krankenhausfälle aufgrund akuter Infektionen der unteren Atemwege, zu denen insb. eine Bronchitis oder Bronchiolitis zählen. Dies entspricht einer um 21 % (unadj. OR: 1,210, 95 % CI: 1,158–1,265) altersunabhängig erhöhten Chance, bei Überschreitung des WHO-Grenzwertes mit einer Bronchitis/ Bronchiolitis im Krankenhaus behandelt zu werden. Hochgerechnet auf alle Kinder und Jugendlichen in Deutschland entspricht dies 145.900 Behandlungsfällen bzw. 132.900 Kindern und Jugendlichen.

Atmungsstörungen

Im Zeitraum von 2018 bis 2022 wurde an gerundet 73 % aller Tage für die DAK-versicherten Kinder und Jugendlichen durch die zum Wohnort nächstgelegene Messstation eine mittlere Stickstoffdioxidbelastung oberhalb des WHO-Grenzwertes (≥ 25 µg/m³) beobachtet. Auf entsprechende Tage entfielen 76 % aller ärztlichen Behandlungsfälle mit Atmungsstörungen (Abbildung 38). Dies entspricht einer um 19 % (unadj. OR: 1,086, 95 % CI: 1,068–1,104) altersunabhängig erhöhten Chance, bei Überschreitung des WHO-Grenzwertes mit einer Atmungsstörung ärztlich behandelt zu werden. Hochgerechnet auf alle Kinder und Jugendlichen in Deutschland entspricht dies 869.200 Behandlungsfällen bzw. 684.800 Kindern und Jugendlichen.

Abbildung 38: Ärztliche Behandlungen aufgrund einer gestörten Atmung in Abhängigkeit der Stickstoffdioxidexposition

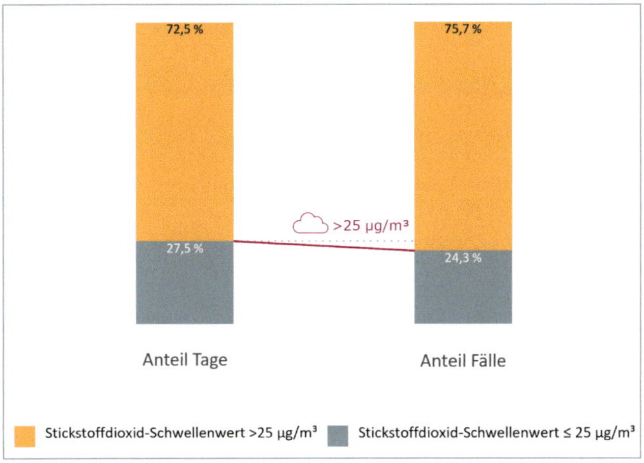

Quelle: Eigene Darstellung, beruhend auf Daten der DAK-Gesundheit und des UBA
Falldefinition: Min1 ambulant und/oder stationär behandelte Störung der Atmung (ICD-10 R06) im Beobachtungsjahr, Zeitbezug: 2018–2022, Alter: 0–17 Jahre, Time-Lag: 0 Tage

2.5.6 Befragung zur Luftqualität

Die befragten Eltern sollten unter anderem einschätzen, wie sich die Qualität der Luft in Deutschland seit ihrer Geburt entwickelt hat. Knapp die Hälfte der Eltern (45 %) geht davon aus, dass sich die Luftqualität seit dem Jahr ihrer Geburt verbessert hat. Der Anteil derer, die von einer Verschlechterung ausgehen, ist im Vergleich dazu deutlich geringer (26 %). 20 Prozent sind der Meinung, dass sich die Qualität der Luft in Deutschland seit ihrer Geburt nicht nennenswert verändert hat. Auch die befragten Kinder und Jugendlichen sollten einschätzen, wie sich die Qualität der Luft in Deutschland seit ihrer Geburt entwickelt hat – wobei der Betrachtungszeitraum bei ihnen natürlich deutlich kürzer ist als bei ihren Eltern und ihr Urteil daher etwas anders ausfällt. 17 Prozent der 10- bis 17-Jährigen gehen davon aus, dass sich die Luftqualität seit dem Jahr ihrer Geburt verschlechtert hat. Der Anteil derer, die von einer Verbesserung ausgehen, ist fast ebenso hoch (13 %). Die deutliche Mehrheit (70 %) legt sich allerdings auf keines von beidem fest: 41 Prozent haben keine Veränderung der Luftqualität wahrgenommen und ein relativ großer Anteil der Kinder und Jugendlichen (29 %) kann oder möchte hierzu keine Einschätzung abgeben.

29 Prozent der befragten Eltern haben den Eindruck, dass die Luftqualität in ihrem Wohnort derzeit sehr gut ist und weitere 58 Prozent halten sie für eher gut. Rund jeder Zehnte (11 %) ist dagegen der Meinung, dass die Luftqualität am eigenen Wohnort derzeit eher schlecht oder sogar sehr schlecht ist. Mütter sind bei der Beurteilung der Luftqualität etwas kritischer als Väter. Eltern aus größeren Städten bewerten die Luftqualität zudem deutlich schlechter als Eltern aus kleineren Städten und Gemeinden. Das Urteil der befragten Kinder fällt geringfügig besser aus als das Urteil ihrer Eltern: Gut ein Drittel der

befragten Kinder und Jugendlichen (35 %) hat den Eindruck, dass die Luftqualität in ihrem Wohnort derzeit sehr gut ist und weitere 48 Prozent halten sie für eher gut. Jeder Zehnte (10 %) ist dagegen der Meinung, dass die Luftqualität am eigenen Wohnort derzeit eher schlecht oder sogar sehr schlecht ist. Auch hier zeigt sich, dass die Luftqualität in kleineren Orten meist besser bewertet wird als in Großstädten.

Innerhalb der letzten sechs Jahre hatte gut ein Viertel der befragten Eltern (29 %) aufgrund schlechter Luftqualität bzw. durch Luftverschmutzung gesundheitliche Probleme oder Beschwerden. Die deutliche Mehrheit (63 %) hat dagegen nicht spürbar aufgrund schlechter Luftqualität gelitten. Mit zunehmender Ortsgröße steigt der Anteil derer, die in den letzten sechs Jahren Probleme bzw. Beschwerden aufgrund schlechter Luftqualität bzw. durch Luftverschmutzung hatten. Mütter berichten davon häufiger als Väter und Ältere tendenziell eher als Jüngere. Am weitesten verbreitet waren bei Luftverschmutzung in den letzten sechs Jahren Kopfschmerzen (15 %), Allergien (12 %) und Husten (11 %). Alle anderen vorgegebenen möglichen Beschwerden führen jeweils weniger als 10 Prozent der befragten Eltern auf eine schlechte Luftqualität zurück. Mütter leiden bei Luftverschmutzung häufiger als Väter unter Kopfschmerzen und Allergien. Rund ein Drittel der befragten Eltern (32 %), die in den letzten sechs Jahren gesundheitliche Probleme bzw. Beschwerden aufgrund einer schlechten Luftqualität hatten, hat aus diesem Grund einen Arzt aufgesucht. 2 Prozent waren deswegen in der Notaufnahme. Und weitere 7 Prozent meinen rückblickend, dass es sinnvoll gewesen wäre, wenn sie damit zum Arzt gegangen wären. Die deutliche Mehrheit der durch Luftverschmutzung gesundheitlich angeschlagenen Eltern (60 %) ist dagegen der Ansicht, dass es nicht nötig war, mit den durch Luftverschmutzung verursachten Beschwerden einen Arzt aufzusuchen. Ein Viertel der befragten Eltern (23 %) gibt an, dass ihr Kind aufgrund schlechter Luftqualität bzw. durch Luftverschmutzung in den letzten sechs Jahren gesundheitliche Probleme bzw. Beschwerden hatte. Mütter sagen dies etwas häufiger als Väter. Laut Selbstauskunft waren 32 Prozent der befragten Kinder und Jugendlichen betroffen. Gut die Hälfte der befragten Jugendlichen (56 %) hat dagegen keine durch Luftverschmutzung verursachten Probleme bzw. Beschwerden bei sich wahrgenommen. Kinder und Jugendliche aus Großstädten hatten deutlich häufiger als Befragte aus Orten mit weniger als 20.000 Einwohnern infolge von Luftverschmutzung Probleme bzw. Beschwerden. Die befragten Kinder und Jugendlichen führen bei sich selbst vor allem vermehrt Kopfschmerzen (17 %) und Husten (12 %) auf eine schlechte Luftqualität bzw. Luftverschmutzung zurück. Alle anderen gestützt abgefragten Beschwerden liegen unter 10 Prozent. Zwischen Selbstauskunft der Kinder und Einschätzung der Eltern zeigen sich keine nennenswerten Unterschiede. Auch zwischen den Geschlechtern und Altersgruppen gibt es keine wesentlichen Differenzen.

25 Prozent der befragten Kinder und Jugendlichen, die in den letzten sechs Jahren aufgrund von schlechter Luftqualität gesundheitliche Probleme bzw. Beschwerden hatten, berichten, dass sie aus diesem Grund bei einem Arzt waren. 2 Prozent waren nach eigenen Angaben in der Notaufnahme. Und weitere 7 Prozent meinen rückblickend, dass ein Arztbesuch sinnvoll gewesen wäre. Die deutliche Mehrheit der durch Luftverschmutzung gesundheitlich angeschlagenen Kinder und Jugendlichen (65 %) ist dagegen der Ansicht,

dass es nicht nötig war mit diesen Problemen einen Arzt aufzusuchen. Die Einschätzung der Eltern fällt etwas anders aus: 39 Prozent derjenigen, die von gesundheitlichen Problemen ihrer Kinder durch Luftverschmutzung berichten, geben an, dass ihr Kind aufgrund dieser Probleme bei einer Ärztin oder einem Arzt war.

12 Prozent der befragten Eltern fühlen sich alles in allem sehr gut darüber informiert, wie sie sich am besten verhalten sollten, um sich vor möglichen gesundheitlichen Folgen einer schlechten Luftqualität in ihrer Umgebung zu schützen. Und 44 Prozent stufen sich als „eher gut informiert" ein. Gut ein Drittel der befragten Eltern (38 %) hält sich dagegen für (eher) schlecht informiert, wenn es darum geht, wie man sich bei Luftverschmutzung verhalten sollte – Mütter häufiger als Väter. 10 Prozent der befragten Eltern sind der Ansicht, dass ihr Kind alles in allem sehr gut darüber informiert ist, wie es sich am besten verhalten sollte, um sich vor schlechter Luftqualität bzw. deren Folgen zu schützen. Und weitere 39 Prozent halten ihr Kind für „eher gut informiert". Knapp die Hälfte der befragten Eltern (46 %) hält ihr Kind dagegen für (eher) schlecht informiert, wenn es darum geht, wie man sich bei Luftverschmutzung verhalten sollte. Die Selbsteinstufung der Kinder fällt ähnlich aus wie das Urteil ihrer Eltern: 11 Prozent der befragten Kinder und Jugendlichen fühlen sich alles in allem sehr gut darüber informiert, wie sie sich am besten verhalten sollten, um sich vor schlechter Luftqualität bzw. deren Folgen zu schützen. Und weitere 37 Prozent stufen sich selbst als „eher gut informiert" ein. 38 Prozent der befragten Kinder und Jugendlichen halten sich dagegen für (eher) schlecht informiert, wenn es um Verhaltensanpassungen bei schlechter Luftqualität geht. 16- bis 17-Jährige fühlen sich häufiger als 10- bis 12-Jährige alles in allem sehr bzw. eher gut darüber informiert, wie sie sich am besten verhalten sollten, um sich vor schlechter Luftqualität bzw. deren Folgen zu schützen.

2.6 Diskussion

2.6.1 Ergebniszusammenfassung und -einordnung

Der vorliegende Kinder- und Jugendreport analysiert die Gesundheit von Kindern und Jugendlichen im Kontext von Umwelt und Klima in Deutschland und schließt eine Wissenslücke zu der Assoziation von erhöhten Temperaturen bzw. Hitze und Belastungen der Luft durch Feinstaub oder Stickstoffdioxid und Atemwegserkrankungen bei dieser vulnerablen Personengruppe. Bisherige Analysen fokussieren sich vorwiegend auf die Gesundheit von Erwachsenen und dabei schwerpunktmäßig auf die Gesundheit der Älteren. Neben dieser thematischen Innovation weist der vorliegende Kinder- und Jugendreport auch eine methodische Besonderheit auf: Es wurde nicht nur eine große Anzahl von aktuellen Daten mit einer hohen Detailtiefe ausgewertet, sondern auch öffentlich zugängliche Datensätze des UBA und des DWD mit dem Routinedatensatz der DAK-Gesundheit verknüpft. In die Analyse wurden ca. 8 Millionen Datenpunkte der Messstationen zur Erfassung der tagesbezogenen Durchschnitts-, Mindest- und Maximalwerte von Temperatur, Feinstaub und Stickstoffdioxid eingeschlossen. Hinzu kamen die Daten zu der ambulanten Versorgung, der stationären Versorgung, den Arzneimittelverordnungen sowie zu den Stammdaten der knapp 800.000 DAK-versicherten Kindern und Jugendlichen aus den Jahren 2017 bis 2022. Durch die Verknüpfung von Klima-, Umwelt- und Gesundheitsdaten zeigt der Report neue Möglichkeiten auf, wie Routinedaten einen Mehrwert für die Diskussion aktueller Themen wie dem gesunden Aufwachsen von Kindern und Jugendlichen in Zeiten des Klimawandels, leisten können.

Um die Gesundheit von Kindern und Jugendlichen aufzuarbeiten, wurde eine Fokussierung auf ausgewählte Atemwegserkrankungen vorgenommen. Die Prävalenz der chronischen Erkrankungen der unteren Atemwege bei Kindern und Jugendlichen nimmt ab dem Alter von 1 bis 15 Jahren zu. Im Jahr 2022 wird bei 3,2 % der DAK-versicherten Kinder und Jugendlichen eine chronische Erkrankung der unteren Atemwege diagnostiziert. Asthma (J45) ist die am häufigsten neu diagnostizierte Erkrankung, gefolgt von COPD (J44) und nicht näher bezeichneter Bronchitis (J40). Die Inzidenz chronischer Erkrankungen der unteren Atemwege (J40/J41/J42/J43/J44/J45/J46/J47) variiert saisonal und erreicht in den Wintermonaten ihren Höhepunkt, insbesondere bei Kindern im Alter von 1 bis 4 Jahren. Die Prävalenz der akuten Erkrankungen der unteren Atemwege (J20/J21/J22) nimmt mit zunehmendem Alter ab. Inzidenzspitzen werden im Oktober und Januar festgestellt, wobei die akute Bronchitis (J20) die häufigste Diagnose darstellt. Die Inzidenzraten sind im Jahr 2022 im Vergleich zur Zeit vor der Pandemie gestiegen, speziell bei jüngeren Kindern. Die Prävalenz der Pollenallergie (J30.1), auch Heuschnupfen genannt, steigt mit dem Alter. Die jährlichen Inzidenzraten erreichen im April ihren Höhepunkt, wobei weitere Anstiege im Juni bei älteren Kindern festgestellt werden können. Im Jahr 2022 sind die Inzidenzraten bei jüngeren Kindern höher als in der Zeit vor der Pandemie. Die Prävalenz von Atemstörungen (R06) ist bei Kindern in den ersten Lebensjahren am höchsten und erreicht 2022 bei den Vierjährigen ihren Höhepunkt. Die Inzidenzraten zeigen saisonale Schwankungen mit Anstiegen in den Wintermonaten. Im Jahr 2022 steigen die Inzidenzraten in den meisten Alters- und Geschlechtsgruppen im Vergleich zum Niveau vor der Pandemie.

Durch die vorliegende Analyse wurde die Entwicklung der Umweltfaktoren Temperatur, Feinstaub- und Stickstoffdioxidbelastung beschrieben. Im Verlauf des sechsjährigen Beobachtungszeitraums lässt sich kein eindeutiger Trend in Bezug auf die Jahresdurchschnittstemperaturen feststellen. Beispielsweise liegt die Durchschnittstemperatur in den Jahren 2018 und 2022 (jeweils 10,7 °C) 1,5 °C über dem Wert von 2021 und 1 °C über dem Durchschnittswert von 2017. Besonders zu Beginn des Jahres (KW 3 bis 9) und am Jahresende (KW 50) sind Unterschiede in den Temperaturverläufen sichtbar. Die jährlichen Temperaturhöchstwerte variieren. Der höchste Durchschnittswert der Jahresmaximaltemperaturen über alle Bundesländer wird 2022 mit 38,7 °C erreicht. Die höchsten Temperaturen treten typischerweise zwischen KW 24 und KW 34 auf. Der niedrigste Durchschnittswert der Jahresminimaltemperaturen über alle Bundesländer wird 2021 mit -19,3 °C erreicht. Die niedrigsten Temperaturen werden typischerweise zwischen KW 1 und KW 7 gemessen. Die meisten „heißen Tage" ($T_{maxTag} \geq 30$ °C) werden 2018 (69 heiße Tage) und 2022 (66 heiße Tage) deutschlandweit gemessen. Seit 2021 treten heiße Tage vermehrt im Mai auf, während sie davor typischerweise im Juni begannen (mit Ausnahme des Jahres 2018). Die höchsten Vorkommen von Tropennächten ($T_{maxNacht} \geq 20$ °C) werden ebenfalls in den Jahren 2018 (23 Tropennächte) und 2022 (24 Tropennächte) registriert. Im Jahr 2022 werden die meisten Hitzewellen (mindestens drei aufeinanderfolgende Tage $T_{maxTag} \geq 30$ °C) in Deutschland beobachtet (acht Hitzewellen), im Jahr 2021 die wenigsten (vier Hitzewellen). Hitzewellen treten in Baden-Württemberg und Bayern häufiger auf.

Die Überwachung von Feinstaub (PM_{10}) erfolgt im Vergleich zur Temperaturüberwachung mit weniger Stationen und deckt weniger Landkreise ab. Die durchschnittlichen Feinstaubwerte in den Jahren 2020, 2021 und 2022 sind niedriger als in den Jahren 2017, 2018 und 2019. Der EU-Jahresgrenzwert liegt für Feinstaub (PM_{10}) bei 40 µg/m³ und wird damit in allen betrachteten Jahren unterschritten. Abweichend von den Jahresvorgaben werden die tagesbezogenen Grenzwerte für Feinstaub regelmäßig überschritten, wobei die geltende EU-Richtlinie 35 Überschreitungen pro Jahr erlaubt. Im sechsjährigen Beobachtungszeitraum überschreiten etwa 24 % der Landkreise mit Feinstaubmessstationen den EU-Tagesgrenzwert. Knapp die Hälfte der 402 untersuchten Landkreise verfügt nicht über Messstationen zur Erfassung von Stickstoffdioxid, was eine genaue Bewertung der Luftbelastung verhindert. Insgesamt sind die Stickstoffdioxidwerte in den Jahren 2020, 2021 und 2022 niedriger als in den Jahren 2017, 2018 und 2019. Saisonale Spitzen fallen mit den kälteren Monaten zusammen, was vermutlich auf eine erhöhte Heiz- und Fahrzeugnutzung in den kälteren Monaten zurückgeführt werden kann. Da die Vorgaben für die Luftbelastung mit Stickstoffdioxid aus der geltenden EU-Richtlinie aufgrund der vorliegenden Datenstruktur nicht angewendet werden können, wird der empfohlene Tagesgrenzwert der WHO in Höhe von 25 µg/m³ genutzt, um die Grenzwertüberschreitungen auf Tagesebene zu bestimmen. Die Stickstoffdioxidgrenzwerte werden gelegentlich überschritten, insbesondere in der Nähe von Straßenverkehr, obwohl sich die durchschnittliche Stickstoffdioxidbelastung zwischen 2017 bis 2022 rückläufig entwickelt hat.

Die Daten zur Gesundheit von Kindern und Jugendlichen und zu den Umweltfaktoren wurden im letzten Analyseschritt in Verbindung gebracht. Der Klimawandel beeinflusst in vielfältiger Weise unsere Umwelt. Klimamodelle prognostizieren, dass der Anstieg der mittleren jährlichen Lufttemperatur zukünftig zu wärmeren bzw. heißeren Sommern mit einer größeren Anzahl an heißen Tagen und Tropennächten führen wird. Extreme Hitzeereignisse können dann häufiger, in ihrer Intensität stärker und auch länger anhaltend auftreten. Untersuchungen belegen, dass sowohl bei niedrigen als auch bei hohen Temperaturwerten ein Anstieg der Morbidität von Atemwegserkrankungen bei Erwachsenen zu beobachten ist (Schlegel et al. 2021), wobei durch die vorliegende Analyse eine Fokussierung auf den erhöhten Temperaturbereich sowie auf die Gesundheit von Kindern und Jugendlichen vorgenommen wurde. Durch die Analyse der Daten der DAK-Gesundheit konnte gezeigt werden, dass sich innerhalb des Beobachtungszeitraums zwischen 2018 und 2022 bei Kindern und Jugendlichen ein Anstieg von hitzebedingten Schäden bei erhöhter Temperatur bzw. Hitze feststellen lässt. Auch die Zahl von Krankenhausfällen, die durch Kinder und Jugendliche aufgrund von Pollenallergie ausgelöst wird, steigt bei Temperaturen ab 25 °C. An Tagen, an denen über 30 °C erreicht werden, steigen zudem die dokumentierten ambulanten und stationären Fälle bei den Untereinjährigen aufgrund von Atmungsstörungen.

Die Forsa-Befragung zum Themenkomplex „Hitze" ergab u. a., dass drei Viertel der Kinder hitzebedingte Beschwerden berichten. 13 % der Kinder suchten in den letzten sechs Jahren aufgrund von hitzebedingten Beschwerden einen Arzt auf. Ein Fünftel der Kinder fühlt sich (eher) schlecht zu Hitzeschutzmaßnahmen informiert. Ein Viertel der Kinder sorgt sich um Gesundheitsschäden durch wiederkehrende Hitzeperioden. Die Befragung ergab ferner, dass die Hälfte der Kinder die Klimaschutzaktivitäten von Gesellschaft, Politik, Industrie und Schulen als unzureichend bewertet.

Für ein gesundes Aufwachsen ist es notwendig, dass Risikofaktoren wie bspw. die Luftbelastung mit Schadstoffen, reduziert sowie bestehende Erkrankungen frühzeitig erkannt und adäquat behandelt werden. Dadurch kann die Wahrscheinlichkeit der Entstehung von Krankheiten, die typischerweise erst im fortgeschrittenen Lebensalter auftreten (z. B. COPD), reduziert werden (Stolz et al. 2022). Die Luftqualität kann u. a. durch Feinstaub beeinträchtigt sein. Aktuell gibt es für Feinstaub keine gesicherten Erkenntnisse über eine gesundheitliche Wirkschwelle – also eine Konzentration, unterhalb der keine gesundheitlichen Wirkungen beobachtet werden. Die vorliegende Auswertung von Daten der DAK-Gesundheit zeigt, dass binnen einer Woche nach einer Überschreitung des tagesbezogenen WHO-Schwellenwertes von Feinstaub (45 µg/m^3) chronische Erkrankungen der unteren Atemwege, die medikamentöse Behandlung von Asthmatikern sowie Störungen der Atmung bei Kindern und Jugendlichen häufiger festgestellt werden. Bei Kindern zwischen fünf und neun Jahren werden Atmungsstörungen noch mal öfter diagnostiziert. Ein noch stärkerer Anstieg der Diagnoserate lässt sich bei Kindern und Jugendlichen (insb. im Hinblick auf die Ein- bis Vierjährigen) mit einer neudiagnostizierten chronischen Atemwegserkrankung der unteren Atemwege ab einer Grenzwertüberschreitung von mehr als 90 µg/m^3 beobachten. An Tagen, bei denen die Luftbelastung durch Stickstoffdioxid oberhalb des tagesbezogenen WHO-Schwellenwertes (25 µg/m^3) liegt, werden chronische Atemwegserkrankungen der unteren Atemwege, akute Infektionen der unteren Atemwege (insbesondere bei Kindern und Jugendlichen, die im Krankenhaus behandelt werden, sowie bei Jugendlichen zwischen 15 und 17 Jahren) sowie Atmungsstörungen häufiger bei Kindern und Jugendlichen im Vergleich zu Tagen mit niedrigerer Luftbelastung festgestellt. Eine häufigere medikamentöse Behandlung von Asthmatikern lässt sich binnen sieben Tagen nach Grenzwertüberschreitung beobachten. Ferner geht aus den Daten hervor, dass an Tagen mit einer Luftbelastung durch Stickstoffdioxid von mehr als 25 µg/m^3 vermehrt Versorgungskontakte aufgrund von Pollenallergie bei den 10- bis 17-Jährigen stattfinden. Die Forsa-Befragung zum Themenkomplex „Luftqualität" ergab u. a., dass ein Viertel der Eltern und ein Sechstel der Kinder eine Verschlechterung der Luftqualität (seit dem Zeitpunkt ihrer Geburt) wahrnehmen. Jedes zehnte Kind bewertet die Luftqualität am Wohnort als schlecht. Ein Drittel der Kinder berichtet von durch Luftverschmutzung verursachten Beschwerden. Ein Viertel der Kinder suchte aufgrund von Beschwerden durch Luftverschmutzung einen Arzt auf. Mehr als ein Drittel der Kinder fühlt sich eher schlecht bis schlecht zu Schutzmaßnahmen gegenüber Luftverschmutzung informiert.

Vor dem Hintergrund des Zusammenhangs zwischen der Gesundheit von Kindern und Jugendlichen und deren Umwelt bzw. Klima, stellt sich die zentrale Frage, welche Maßnahmen ergriffen wurden bzw. ergriffen werden sollen, um die Gesundheit von Heranwachsenden in Zeiten des Klimawandels zu schützen und zu fördern. Eine Verhinderung bzw. Reduzierung der Umweltverschmutzung und -belastung ist damit die naheliegendste Präventionsmaßnahme zur Aufrechterhaltung der Gesundheit von Menschen bzw. von Kindern und Jugendlichen im Speziellen. Die Deutsche Allianz Klimawandel und Gesundheit (KLUG) fordert in dem Zusammenhang u. a., dass Temperatur- und CO_2-Ziele eingehalten werden (KLUG 2023). Neben dem Pariser Klimaabkommen werden solche Ziele bspw. in der Deutschen Nachhaltigkeitsstrategie formuliert. Die DNS überträgt die 17 Ziele (sog. Sustainable Development Goals, SDG) der „Agenda 2030" der UN auf Deutschland, um den Bedürfnissen der heutigen sowie der zukünftigen Generationen gerecht zu werden. Das dritte Ziel der DNS gibt vor, dass ein gesundes Leben für alle Menschen sichergestellt und dass deren Wohlergehen gefördert werden soll. Dieses übergeordnete Ziel wird durch neun Unterziele spezifiziert. Eines davon besagt, dass das ungewichtete Mittel der Emissionen von fünf Luftschadstoffen, ausgehend von dem Jahr 2005 gegenüber dem Jahr 2030, auf 55 % gesenkt werden soll. Im Einzelnen soll Schwefeldioxid (SO_2) um 58 % reduziert werden, Stickstoffoxid (NO_x) um 65 %, Ammoniak (NH_3) um 29 %, flüchtige organische Verbindungen (NMVOC) um 28 % und Feinstaub ($PM_{2,5}$) um 43 %. Hinsichtlich der Messgrundlage formuliert die DNS, dass „die Daten [...] jährlich vom Umweltbundesamt mittels verschiedener Quellen berechnet" werden. Bis zu dem Jahr 2030 soll ferner eine möglichst flächendeckende „Erreichung des WHO-Richtwerts für Feinstaub von 20 Mikrogramm/Kubikmeter für PM_{10} im Jahresmittel" erreicht werden. Damit werden hier strengere Maßstäbe angelegt als durch den aktuell in der EU geltenden Grenzwert i. H. v. 40 µg/m³ im Jahresmittel. Die Bewertung dieses Nachhaltigkeitsindikators der DNS berücksichtigt allerdings nur jene Feinstaubmessstationen, die nicht in der Nähe von Verkehr oder anderen lokalen Emissionsquellen verortet sind, um die Hintergrundbelastung zu erfassen (Bundesregierung 2021). Durch die vorliegende Analyse wird im Gegensatz dazu die Luftbelastung vollständig berücksichtigt.

Der Aufbau von Resilienz gegenüber Hitzeereignissen benötigt zum einen die Entwicklung und Verbreitung von Hitzeschutzplänen. Das Bundesministerium für Gesundheit hat dafür einen Hitzeschutzplan für Gesundheit entwickelt, welcher Kinder als eine der vulnerablen Gruppen benennt (Bundesministerium für Gesundheit 2023). Zum anderen sollte die Gesundheits- und Klimakompetenz gefördert werden: Neben dem Ausbau der Maßnahmen für Klimaanpassungen rief UNICEF zu einem Aufbau eines Bildungsangebots junger Menschen zu dem Thema des Klima- und Umweltschutzes auf (United Nations International Children's Emergency Fund (UNICEF) 2021).

Wiederholt werden in Deutschland Möglichkeiten zur Verbesserung der Luftqualität diskutiert. Diese Ansätze reichen von einer Einführung bzw. Ausweitung von Umweltzonen in Städten, um die PKW-Nutzung zu reduzieren, über die Stärkung von klimafreundlicheren Verkehrsmitteln wie Fahrrad oder Bahn. Hinzu kommen Ansätze wie die Forschungsförderung bspw. zu Luftabsauganlagen, sog. „Direct Air Capture", die der Umgebungsluft CO_2 entziehen (Helmholtz Klima Initiative 2020) oder eine angepasste Stadtbegrünung, die das allergene Potenzial zu pflanzender Bäume stärker berücksichtigt (und damit bspw.

auf Birken verzichtet) (Europäische Stiftung für Allergieforschung (ECARF) 2021). Empfohlen wird auch die Information über eine Umstellung der Asthma-Medikation bei Kinder und Jugendlichen von Dosieraerosolen auf Pulverinhalatoren, wodurch die Emission von Treibhausgasen reduziert werden kann (Deutsche Gesellschaft für Pneumologie und Beatmungsmedizin (DGP) und Deutschen Gesellschaft für Allgemeinmedizin und Familienmedizin (DEGAM) 2024).

2.6.2 Limitationen

Die den vorliegenden Analysen zugrundeliegenden Daten bilden das administrative Diagnose- und Leistungsgeschehen DAK-versicherter Kinder und Jugendlicher in Deutschland ab. Damit sind jene Diagnosen und Leistungsinanspruchnahmen erfasst, welche zur Entgeltabrechnung mit den gesetzlichen Krankenkassen dokumentiert werden. Bei einigen Erkrankungen kann davon ausgegangen werden, dass deren Vorkommen durch die Daten der DAK-Gesundheit gut abgebildet ist. Ein Beispiel dafür ist Status asthmaticus (ICD-Code: J46), da durch die Diagnose schwere Asthmaanfälle erfasst werden, die als medizinische Notfälle intensivmedizinisch versorgt werden müssen, sodass ein Arztkontakt wahrscheinlich ist. Dem stehen Erkrankungen wie z. B. der Sonnenbrand gegenüber, bei denen von einer hohen Dunkelziffer in der Datengrundlage ausgegangen werden muss, da schließlich nicht jeder Sonnenbrand ärztlich behandelt wird. Eine potenzielle Limitation von Routinedaten besteht ferner darin, dass die Codierung der Erkrankungen fehlerhaft sein kann. Der Austausch mit Experten und Expertinnen verdeutlicht außerdem, dass das Codierverhalten in der Praxis von dem theoretisch anzustrebenden Codierverhalten abweicht und dass die Bekanntheit von Diagnosecodes variiert. Das betrifft ICD-Codes wie bspw. die T67, durch die „Schäden durch Hitze und Sonnenlicht" erfasst werden. Diskutierbar ist auch das verwendete M1Q-Kriterium. Alternativ zu diesem können Aufgreifkriterien definiert werden, die eine wiederholte Nennung im Quartal verlangen oder auch das M2Q-Kriterium, welches eine Diagnosenennung in mindestens zwei Quartalen bestimmt. Durch die Nutzung von solchen Kriterien ist zu erwarten, dass die ermittelte Prävalenz sinkt und dass die Daten von Personen dominant in der Analyse abgebildet werden, die das Gesundheitssystem ohnehin verstärkt in Anspruch nehmen. Bei der hier untersuchten Population der Kinder und Jugendlichen und bei den untersuchten Atemwegserkrankungen ist ein einzelner Kontakt mit Leistungserbringenden pro Jahr jedoch plausibel, sodass das M1Q-Kriterium genutzt wurde. Um den beschriebenen Herausforderungen der Abrechnungsdaten zu begegnen, werden die Ergebnisse der vorliegenden Analyse im Folgenden u. a. anhand von Ergebnissen weiterer Publikationen eingeordnet.

Die untersuchten Fälle wurden aus zeitlicher Perspektive dem Fallbeginn zugeordnet. Abbildung 39 visualisiert die Veränderung der monatlichen Inzidenzen am Beispiel der chronischen Krankheiten der unteren Atemwege, wenn eine Zuordnung zum Monat auf das letzte Falldatum bzw. Behandlungsende statt auf das erste Falldatum bzw. den Behandlungsanfang erfolgt. Es zeigt sich, dass es durch die Zuordnung zum Fallende zu einer leichten Verschiebung der Neuerkrankungsfälle Richtung Jahresende kommt. Die Spitzenwerte bleiben jedoch bestehen. Die Festsetzung des Zeitbezuges des Erkrankungsfalls auf den Fallbeginn ergibt für die vorliegende Analyse mehr Sinn als die Zuordnung zum Fallende, da die Erkrankung als die abhängige Variable definiert wurde, deren Auftreten (nicht das Abklingen bzw. Fallende) mit dem Umweltereignis assoziiert ist.

Abbildung 39: Inzidenzentwicklung bei zeitlicher Zuordnung zum Fallbeginn und zum Fallende am Beispiel von chronischen Krankheiten der unteren Atemwege

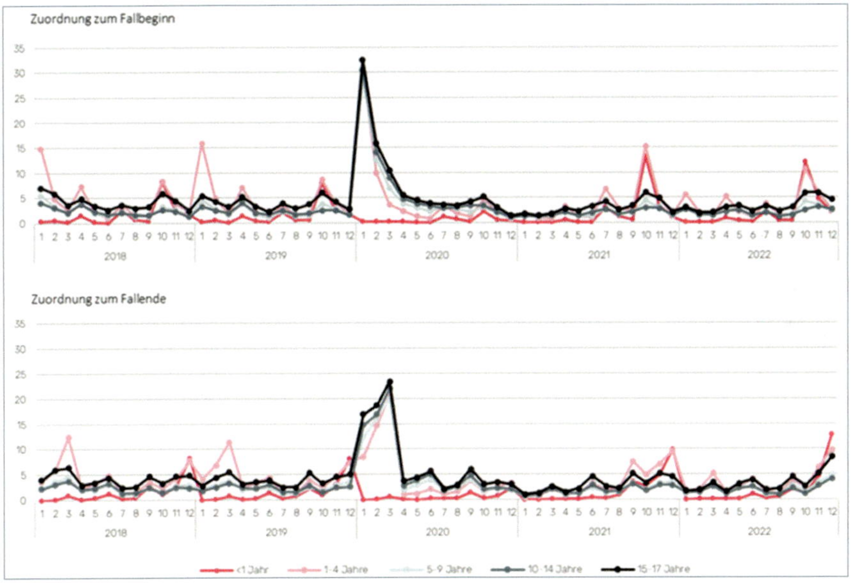

Quelle: Eigene Darstellung, beruhend auf Daten der DAK-Gesundheit und des UBA
Falldefinition: Min1 ambulant und/oder stationär diagnostizierte chronische Krankheiten der unteren Atemwege (J40/J41/J42/J43/J44/J45/J46/J47) im Beobachtungsjahr

Die Zuordnung der Leistungs- und Diagnosedaten zu dem Wohnort der Kinder und Jugendlichen kann aufgrund von Datenschutzvorgaben nur auf Kreisebene erfolgen. Dadurch können Datensätze zu Umweltfaktoren, die im Vergleich zu den verwendeten Daten eine kleinräumigere Datenauflösung anbieten, allerdings nicht den gewünschten Beobachtungszeitraum bis zum Jahr 2022 abdecken (z. B. der Copernicus Atmosphere Monitoring Service des European Centre for Medium-Range Weather Forecasts), nicht berücksichtigt werden. Um dennoch die langfristigen Trends der Temperatur- bzw. Klimaentwicklung zu vermitteln, wurden diese im Grundlagenteil des Reports beschrieben, sodass sich bspw. ein Anstieg der Zahl der heißen Tage seit Beginn der Wetteraufzeichnung ableiten lässt. Die durchgeführte Analyse kann als Impuls für einen Monitoringaufbau dienen, durch den longitudinal die Gesundheit von Kindern und Jugendlichen im Kontext der Entwicklung von Klima- und Umweltfaktoren betrachtet werden könnte. Personen im Datensatz können unterjährig den Wohnort wechseln. Entsprechende Bewegungen werden in der regionalen Zuordnung der Personen zur Exposition gegenüber einem Umweltfaktor berücksichtigt.

Durch die vorliegende erste Analyse im Kontext dieses vielseitigen Themas muss daher eine Fokussierung auf einzelne Aspekte vorgenommen werden. Dementsprechend gilt für die folgenden Ausführungen, dass nur ein Ausschnitt aus der komplexen Lebensrealität wiedergegeben werden kann. Die betrachteten Erkrankungen und Umweltfaktoren stehen nicht nur in Wechselwirkung miteinander, sondern auch mit weiteren Umweltfaktoren (wie bspw. Ozon- und UV-Strahlenbelastung, Pollenflug, Niederschlag, Gewitterereignisse, Lärm), die wiederum mit weiteren Erkrankungen in Verbindung gebracht werden (wie bspw. einige Infektionskrankheiten oder psychische Störungen) (Umweltbundesamt 2016). Auch im Rahmen der Fokussierung auf Temperaturentwicklungen und Luftbelastungen wurden jeweils Eingrenzungen vorgenommen. Die gefühlte Temperatur, wodurch die Wahrnehmung unter weiteren Einflussfaktoren wie z. B. Luftfeuchtigkeit ausgedrückt wird, konnte durch die Daten nicht berücksichtigt werden. Die dargestellten Erkrankungen können außerdem durch Faktoren beeinflusst werden, die nicht Gegenstand dieser Analyse sein konnten. Risikofaktoren für Asthma sind neben den hier beschriebenen Umweltfaktoren und dem Vorhandensein einer Allergie oder von Neurodermitis, auch genetische Faktoren, ein geringes Geburtsgewicht, Frühgeburt, Kaiserschnittgeburt, bakterielle oder Virusinfektionen im Kindesalter (Laussmann et al. 2012). Diese Risikofaktoren könnten durch weitere Analysen berücksichtigt werden.

Eine Datenlimitation besteht darin, dass Messstationen zur Erfassung der Luftbelastung nicht flächendeckend in Deutschland verteilt sind, wobei die Stationsdichte zwischen den Bundesländern stark variiert (s. Tabelle 7). Insbesondere in Bayern und in Rheinland-Pfalz ist die Anzahl der Messstationen pro Landkreis vergleichsweise niedrig. Im Gegensatz dazu lassen sich in den ostdeutschen Bundesländern überdurchschnittlich viele Messstationen pro Landkreis feststellen. Circa 35 % der DAK-versicherten Kinder und Jugendlichen können nicht vollständig durch die Analyse berücksichtigt werden, da ihre Gesundheitsdaten nicht mit Daten zu der Luftbelastung verknüpft werden können. Eine weitere Limitation der verwendeten Daten besteht darin, dass nur PM_{10} im Rahmen der Aufarbeitung der Luftbelastung durch Feinstaub berücksichtigt werden konnte. Feinere, nicht minder schädliche Luftbelastungen wie $PM_{2,5}$ oder Ultrafeinstaub, konnten aufgrund von fehlenden Messstationen bzw. einer fehlenden Sensitivität der vorhandenen Messstationen nicht in die Analyse eingeschlossen werden.

Durch die Analyse wurden die Überschreitungen von definierten Grenzwerten der Luftbelastung berücksichtigt, wobei darauf hinzuweisen ist, dass Gesundheitseffekte auch unterhalb der definierten Schwellenwerte der Umweltfaktoren auftreten können. Kritisch anzumerken ist, dass die Höchstwerte für Personen mit durchschnittlicher Größe und Gewicht angegeben sind und damit für Erwachsene gelten. Im Vergleich zu Erwachsenen nehmen Kinder jedoch im Verhältnis zu ihrem Körpergewicht eine höhere Menge belastender Partikel auf, sodass entsprechend restriktivere Grenzwerte angewendet werden sollten. Die aktuell in der EU geltenden Grenzwerte weichen von den empfohlenen WHO-Werten ab. Zudem werden stark variierende zeitliche Bezugsgrößen den verschiedenen Luftbelastungsarten zugrunde gelegt, sodass die Grenzwertvorgaben zwischen Stunden-, Tages- und Jahreswerten divergieren, wobei eine Mittelung der Überschreitungen über einen langen Zeitraum (ein Jahr) hinweg stattfindet. Dabei werden die Grenzwerte der verschiedenen Luftbelastungsarten nicht systematisch für die verschiedenen Zeitbezüge definiert. Daher musste im Rahmen dieser Analyse der WHO-Grenzwert für Stickstoffdioxid genutzt werden, da dieser tagesbezogen definiert wurde (die in der vorliegenden Analyse verwendeten Daten liegen tagesbezogen vor), wohingegen auf europäischer Ebene nur jahresbezogene Vorgaben gemacht werden.

2.7 Fazit

Die Analyse der vorliegenden Daten zeigt, dass die Diagnosehäufigkeit von Atemwegserkrankungen bei Kindern und Jugendlichen im Alter von 0 bis 17 Jahren stark variiert. Wesentliche Einflussfaktoren sind das Alter sowie der Wohnort, da sich die Exposition gegenüber Umweltfaktoren je nach Region unterscheidet. Unabhängig von diesen Umweltfaktoren zeigt sich zudem, dass Jungen häufiger ärztlich aufgrund von Atemwegserkrankungen behandelt werden als gleichaltrige Mädchen.

Für ein gesundes Aufwachsen ist es essenziell, die Belastung durch Luftschadstoffe und hohe Temperaturen in der Gestaltung des Alltags zu berücksichtigen. Unabhängig von spezifischen Assoziationen zwischen Umweltfaktoren und Gesundheit ist die systematische Erfassung und Verknüpfung von Umweltdaten mit Gesundheitsdaten – beispielsweise durch die DAK-Gesundheit – von hoher Bedeutung. Dadurch kann ein fortlaufendes Monitoring etabliert werden, um frühzeitig auf gesundheitliche Risiken zu reagieren. Hohe Temperaturen wirken sich nachweislich auf die Gesundheit von Kindern und Jugendlichen aus. Bereits ab einer Tageshöchsttemperatur von 25 °C steigt die Wahrscheinlichkeit, dass hitzebedingte Beschwerden wie Sonnenstich, Hitzekrämpfe oder Erschöpfung ärztlich behandelt werden müssen, um das 6,7-Fache. An Hitzetagen mit Temperaturen über 30 °C erhöht sich dieses Risiko sogar um das 7,7-Fache. Auch Allergiker sind von hohen Temperaturen betroffen. So steigt die Wahrscheinlichkeit, aufgrund von Pollenallergien – insbesondere Heuschnupfen – im Krankenhaus behandelt zu werden, ab einer Tageshöchsttemperatur von 25 °C um 57 %. Besonders gefährdet sind Neugeborene und Säuglinge, da sie empfindlich auf hohe Temperaturen reagieren. An extrem heißen Tagen steigt das Risiko für akute Atemnot oder eine erschwerte Atmung um 14 %. Innerhalb einer Woche nach einem Hitzetag erhöht sich die Wahrscheinlichkeit einer Krankenhausbehandlung aufgrund gestörter Atmung um 21 %.

Eine Forsa-Befragung verdeutlicht die Betroffenheit von Kindern und Jugendlichen durch Hitzeereignisse. Drei Viertel der Kinder gaben an, in den letzten sechs Jahren hitzebedingte Beschwerden erlebt zu haben. 13 % suchten deswegen ärztliche Hilfe auf. Zudem fühlen sich 20 % der Kinder unzureichend über Schutzmaßnahmen gegen Hitze informiert, während ein Viertel der Kinder sich um gesundheitliche Schäden durch wiederkehrende Hitzeperioden sorgt. Die Hälfte der Kinder bewertet die Klimaschutzmaßnahmen von Gesellschaft, Politik, Industrie und Schulen als unzureichend.

Luftverschmutzung stellt ein ernstzunehmendes Risiko für die Atemwegsgesundheit von Kindern und Jugendlichen dar. Eine erhöhte Feinstaubbelastung kann insbesondere chronische Erkrankungen der unteren Atemwege wie Asthma oder COPD verstärken. Wird der WHO-Tagesgrenzwert für Feinstaub (45 µg/m³) überschritten, steigt die Wahrscheinlichkeit einer ärztlichen Behandlung aufgrund einer chronischen Atemwegserkrankung innerhalb einer Woche um 3 %. Verdoppelt sich die Belastung auf 90 µg/m³, erhöht sich das Risiko einer Neudiagnose von Asthma oder COPD um 14 %. Kleinkinder im Alter von 1 bis 4 Jahren sind besonders betroffen – bei ihnen steigt die Wahrscheinlichkeit einer Neudiagnose bei hoher Feinstaubbelastung sogar um 23 %. Auch die medikamentöse Behandlung von Asthmatikern wird durch Feinstaubbelastung beeinflusst. Nach einer Überschreitung des WHO-Grenzwertes steigt die Wahrscheinlichkeit, dass Kinder und Jugendliche mit bereits diagnostiziertem Asthma innerhalb von sieben Tagen eine krankheitsspezifische medikamentöse Therapie benötigen, um 8 %. Neben chronischen Erkrankungen kann Feinstaub auch akute Atemprobleme verursachen. Nach Überschreitung des WHO-Grenzwertes erhöht sich altersunabhängig die Wahrscheinlichkeit aufgrund gestörter Atmung wie akuter Atemnot oder erschwerter Atmung ärztlich behandelt zu werden um 5 %. Bei Grundschulkindern im Alter von 5 bis 9 Jahren liegt dieser Anstieg sogar bei 7 %.

Stickstoffdioxid ist ein weiterer relevanter Luftschadstoff, der Atemwegserkrankungen begünstigt. Wird der WHO-Tagesgrenzwert für Stickstoffdioxid (25 µg/m³) überschritten, steigt altersunabhängig das Risiko einer ärztlichen Behandlung aufgrund einer chronischen Atemwegserkrankung um 10 %. Auch die medikamentöse Therapie von Asthmatikern nimmt nach Überschreitung des Grenzwertes um 5 % zu. Besonders deutlich ist der Einfluss von Stickstoffdioxid auf akute Infektionen der unteren Atemwege wie Bronchitis oder Bronchiolitis. Nach einer Grenzwertüberschreitung steigt altersunabhängig die Wahrscheinlichkeit einer ärztlichen Behandlung um 21 %. Jugendliche sind hierbei besonders betroffen – in dieser Altersgruppe steigt das Risiko sogar um 25 %. Auch das Risiko einer Krankenhausbehandlung aufgrund einer Bronchitis oder Bronchiolitis erhöht sich um 21 %. Zudem besteht eine Assoziation zwischen Stickstoffdioxidbelastung und Pollenallergien. Unter Jugendlichen im Alter von 15 bis 17 Jahren steigt das Risiko einer ärztlichen Behandlung aufgrund einer Pollenallergie um 9 %, bei Schulkindern im Alter von 10 bis 14 Jahren um 7 %. Auch Atemprobleme treten verstärkt bei erhöhter Stickstoffdioxidbelastung auf. Nach Überschreitung des WHO-Grenzwertes steigt altersunabhängig die Wahrscheinlichkeit einer ärztlichen Behandlung wegen akuter Atemnot oder erschwerter Atmung um 19 %.

Die Forsa-Befragung zur Luftqualität zeigt, dass ein Viertel der Eltern und ein Sechstel der Kinder von einer wahrgenommenen Verschlechterung der Luftqualität seit der Geburt des Kindes berichten. Jedes zehnte Kind bewertet die Luftqualität an seinem Wohnort als schlecht. Ein Drittel der Kinder gibt an, gesundheitliche Beschwerden durch Luftverschmutzung zu haben und ein Viertel suchte deshalb bereits ärztliche Hilfe auf. Mehr als ein Drittel der Kinder fühlt sich zudem schlecht über Schutzmaßnahmen gegen Luftverschmutzung informiert.

Die Analyse zeigt deutliche Zusammenhänge zwischen Umweltfaktoren und der Gesundheit von Kindern und Jugendlichen. Hohe Temperaturen und Luftverschmutzung beeinflussen sowohl akute als auch chronische Atemwegserkrankungen und stellen insbesondere für Kleinkinder und Jugendliche ein erhöhtes Risiko dar. Neben einer konsequenten Reduktion von Umweltbelastungen ist es essenziell, Schutzmaßnahmen stärker zu kommunizieren und die Bevölkerung über gesundheitliche Risiken aufzuklären. Ein fortlaufendes Monitoring, das Gesundheits- und Umweltdaten verknüpft, ist ein wichtiger Schritt, um gezielte Präventionsmaßnahmen zu entwickeln und die gesundheitlichen Folgen des Klimawandels abzumildern.

3. Weitere Analysen zur Kinder- und Jugendgesundheit

3.1 Datengrundlage

Die systematische Beschreibung der gesundheitlichen Lage von Kindern und Jugendlichen sowie die Analyse beeinflussender Faktoren sind von hoher Relevanz für die öffentliche Gesundheit in Deutschland. Seit 2018 veröffentlicht die DAK-Gesundheit deshalb in Zusammenarbeit mit VANDAGE und der Universität Bielefeld jährlich mehrere Schwerpunktanalysen zur Gesundheit und Gesundheitsversorgung von Kindern und Jugendlichen in Deutschland. Mit fast 800.000 DAK-Versicherten im Alter von 0 bis 17 Jahren ist der DAK-Kinder- und Jugendreport europaweit eine der größten Analysen in diesem Themengebiet.

Zur Beschreibung der gesundheitlichen Lage von Kindern und Jugendlichen in Deutschland stehen verschiedene Datenarten zur Verfügung. Grundsätzlich lässt sich dabei zwischen Primärdaten (z. B. aus Befragungen von Kindern bzw. deren Eltern) sowie Sekundär- bzw. Routinedaten unterscheiden. Routinedaten im Gesundheitswesen sind standardisierte Informationen, die in erster Linie zum Zweck der Leistungsabrechnung zwischen Kostenträgern und Leistungserbringern erhoben werden. Dies sind bspw. Daten der Gesetzlichen Krankenversicherung (GKV), Renten- und Unfallversicherung, aber auch der amtlichen Statistik (z. B. Krankenhausdiagnose- oder DRG-Statistiken). Im Gegensatz zu Primärdaten, die eigens für den wissenschaftlichen Verwendungszweck erhoben werden, handelt es sich bei Routinedaten somit um bereits vorliegende Daten, die zunächst für andere, nicht primär wissenschaftliche Zwecke erhoben wurden. Die zu Abrechnungszwecken zwischen Leistungserbringenden und Krankenkassen übermittelten Daten in der GKV sind durch gesetzliche Bestimmungen (insbesondere im SGB V) und Verordnungen weitgehend formalisiert und standardisiert. Sie umfassen unter anderem Informationen zu:

- Versichertenstammdaten
- stationäre Versorgung (§ 301 Abs. 1 SGB V)
- vertragsärztliche Versorgung (§ 295 Abs. 2 SGB V)
- Arzneimittelversorgung (§ 300 Abs. 1 SGB V)
- Vorsorgeleistungen und stationäre Rehabilitation (§ 301 Abs. 4 SGB V)
- Heilmittelversorgung (§ 302 SGB V)
- Hilfsmittel (§ 302 SGB V)
- Arbeitsunfähigkeit und (Kinder-)Krankengeld (§ 295 Abs. 1 SGB V)

Die Daten geben versichertenbezogen Auskunft über die zulasten der GKV abgerechneten Leistungen. Nicht berücksichtigt sind dagegen individuelle Gesundheitsleistungen oder sonstige privat abgerechnete Leistungen, die nicht von der GKV erstattet werden. Versichertenindividuell und im Längsschnitt lassen sich auf dieser Grundlage auch komplexere Analysen für unterschiedliche epidemiologische und versorgungsbezogene Indikatoren durchführen. Zu diesen gehören unter anderem:

- Epidemiologische Indikatoren
  - Administrative Diagnoseprävalenz
  - Administrative Diagnoseinzidenz
  - Häufigkeit von Komorbiditäten
  - Demografie-, diagnose- oder versorgungsbezogene Risikoassoziationen
- Versorgungsbezogene Indikatoren
  - Inanspruchnahme ambulant-ärztlicher Leistungen nach Fachgruppen und abgerechneter Leistungsziffern
  - Inanspruchnahme ambulanter nicht-ärztlicher Leistungen nach Fachgruppen und abgerechneter Leistungsziffern
  - Krankenhausaufenthalte inkl. Haupt- und Nebendiagnosen sowie dokumentierter Prozeduren und Leistungen
  - Arzneimittelverschreibungen (Rezeptinformationen) inkl. Präparat (ATC und PZN) und Dosierung
  - Heil- und Hilfsmittelverschreibungen
- Demografische Informationen
  - Alter
  - Geschlecht
  - Wohnort (Bundesland, Gemeindeschlüssel)
  - Sozialökonomischer Status, approximiert über den German Index of Socioeconomic Deprivation (GISD)

3.2 Krankenhausbehandlungen

3.2.1 Psychische und Verhaltensstörungen durch Alkohol

Psychische und Verhaltensstörungen durch Alkohol bei Kindern und Jugendlichen können grundsätzlich sowohl im ambulanten als auch im stationären Bereich diagnostiziert und behandelt werden. Ambulante Behandlungen geben wichtige Hinweise auf das gesamte Ausmaß des Problems und auf frühe Interventionsbedarfe. Für die vorliegende Analyse liegt der Fokus jedoch auf den stationären Krankenhausfällen. Diese erfassen in der Regel schwerere oder akute Verläufe, bei denen ein unmittelbarer medizinischer Handlungsbedarf besteht. Entsprechend konzentriert sich die Auswertung auf Krankenhausaufenthalte von Jugendlichen mit einer F10-Diagnose, die psychische und Verhaltensstörungen durch Alkohol klassifiziert.

In den Vorpandemiejahren 2018 und 2019 können die Höchstwerte der Hospitalisierungen von Jugendlichen aufgrund einer psychischen und Verhaltensstörungen durch Alkohol festgestellt werden (Abbildung 40). Die häufigste Diagnose ist die akute Alkoholintoxikation (ICD-10-Code F10.0), wobei deren Anteil an der Gesamtdiagnose zurückgegangen ist. Von einer größeren Dunkelziffer sollte ausgegangen werden.

Abbildung 40: Prävalenz Krankenhausfälle psychischer und Verhaltensstörungen durch Alkohol je 1.000 Kinder/Jugendlicher

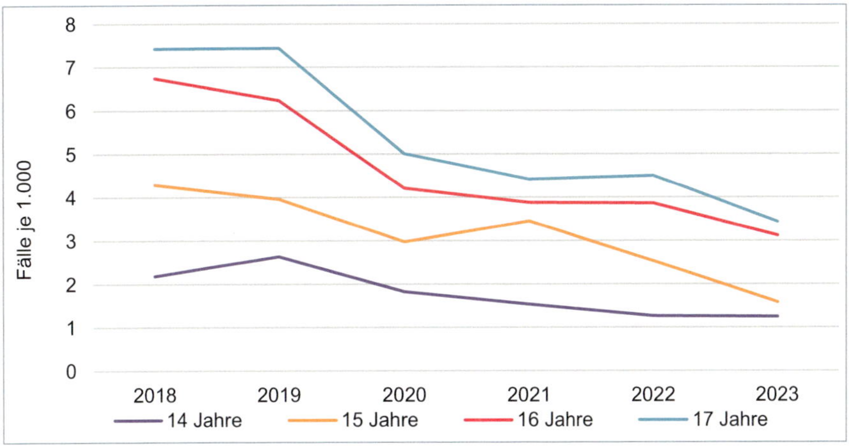

Quelle: Eigene Darstellung, beruhend auf Daten der DAK-Gesundheit
Falldefinition: Min1 stationär behandelte psychische Verhaltens-/Störung durch Alkohol (F10) im Beobachtungsjahr

Im Jahr 2019 wurden bei knapp 6 von 1.000 15- bis 17-Jährigen psychische Verhaltens-/Störungen durch Alkohol dokumentiert (Tabelle 21). Von den 14-jährigen Kindern erhielten ca. 3 je 1.000 eine solche Diagnose. Die Fallzahlen von jüngeren Personen sind so gering, dass sie nicht weiter ausgewertet werden.

Tabelle 21: Prävalenz Krankenhausfälle psychischer und Verhaltensstörungen durch Alkohol je 1.000 Kinder/Jugendlicher

Alter	Krankenhausfälle je 1.000						Relative Differenz	
	2018	2019	2020	2021	2022	2023	2023–19	2023–22
14 Jahre	2,2	2,6	1,8	1,5	1,3	1,3	-53 %	–
15 Jahre	4,3	4,0	3,0	3,4	2,5	1,6	-60 %	-38 %
16 Jahre	6,7	6,2	4,2	3,9	3,9	3,1	-50 %	-19 %
17 Jahre	7,4	7,4	5,0	4,4	4,5	3,4	-54 %	-24 %
15–17 Jahre	6,2	5,9	4,1	3,9	3,6	2,7	-54 %	-26 %
Fallzahlen der 0- bis 13-Jährigen sind zu gering für Berichterstattung								

Quelle: Eigene Darstellung, beruhend auf Daten der DAK-Gesundheit
Falldefinition: Min1 stationär behandelte psychische Verhaltens-/Störung durch Alkohol (F10) im Beobachtungsjahr

Insgesamt kann ein deutlicher Rückgang in dem Beobachtungszeitraum zwischen 2018 und 2023 festgestellt werden, sodass im Jahr 2023 bei den 14- bis 17-Jährigen die niedrigsten Werte in dem Zeitraum festgestellt werden können. Noch stärker sind die Fallzahlen von Jugendlichen zurückgegangen, die wiederholt aufgrund einer psychischen Verhaltens-/Störung durch Alkohol stationär behandelt werden mussten (Abbildung 41).

Abbildung 41: Prävalenz Krankenhausfälle psychischer und Verhaltensstörungen durch Alkohol je 10.000 Kinder/Jugendlicher

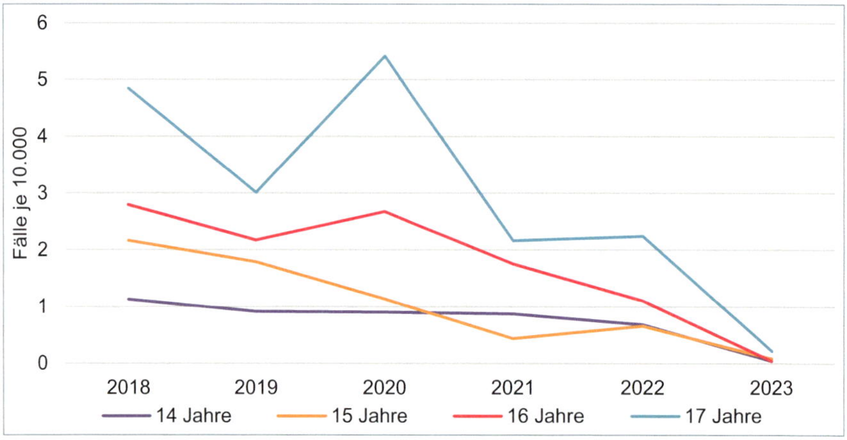

Quelle: Eigene Darstellung, beruhend auf Daten der DAK-Gesundheit
Falldefinition: Min2 stationär behandelte psychische Verhaltens-/Störung durch Alkohol (F10) im Beobachtungsjahr

14-jährige Mädchen erhalten häufiger die Diagnose einer psychischen und Verhaltensstörung durch Alkohol als die gleichaltrigen Jungen (Abbildung 42). Mit zunehmendem Alter wandelt sich das Bild, sodass 16- und 17-jährige Jungen die Diagnose häufiger erhalten als gleichaltrige Mädchen (Tabelle 22). Bei den 14-jährigen Jungen kann ein leichter Anstieg der Diagnoserate ausgehend von dem Jahr 2023 zum Jahr 2022 festgestellt werden.

Abbildung 42: Prävalenz Krankenhausfälle psychischer und Verhaltensstörungen durch Alkohol je 1.000 Jungen (M) und Mädchen (W)

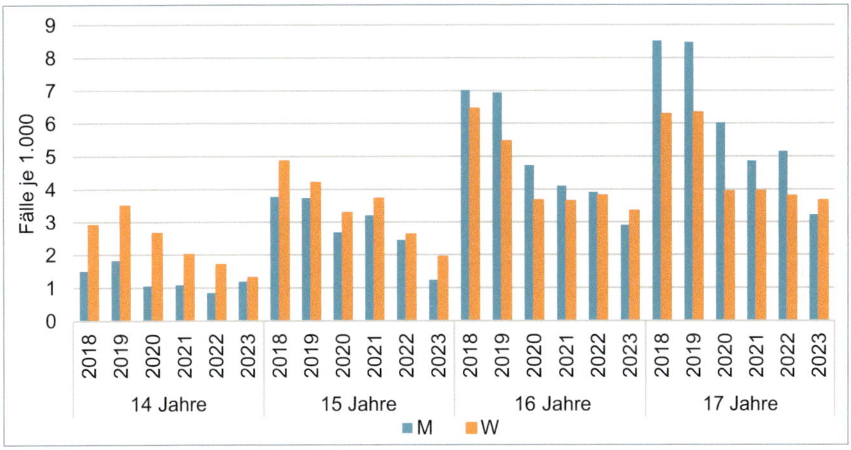

Quelle: Eigene Darstellung, beruhend auf Daten der DAK-Gesundheit

Falldefinition: Min1 stationär behandelte psychische Verhaltens-/Störung durch Alkohol (F10) im Beobachtungsjahr

Tabelle 22: Prävalenz Krankenhausfälle psychischer und Verhaltensstörungen durch Alkohol je 1.000 Jungen (M) und Mädchen (W)

Alter	Krankenhausfälle je 1.000						Relative Differenz	
	2018	2019	2020	2021	2022	2023	2023–19	2023–22
Jungen								
14 Jahre	–	–	–	–	–	–	–	–
15 Jahre	3,8	3,7	2,7	3,2	2,4	1,2	-67 %	-49 %
16 Jahre	7,0	6,9	4,7	4,1	3,9	2,9	-58 %	-26 %
17 Jahre	8,5	8,5	6,0	4,9	5,2	3,2	-62 %	-38 %
Mädchen								
14 Jahre	2,9	3,5	2,7	2,0	1,7	1,3	-63 %	-23 %
15 Jahre	4,9	4,2	3,3	3,7	2,6	1,9	-54 %	-26 %
16 Jahre	6,4	5,5	3,7	3,6	3,8	3,3	-39 %	-12 %
17 Jahre	6,3	6,3	3,9	4,0	3,8	3,7	-42 %	-4 %
Fallzahlen der 0- bis 13-Jährigen und der 14-jährigen Jungen sind zu gering für Berichterstattung								

Quelle: Eigene Darstellung, beruhend auf Daten der DAK-Gesundheit
Falldefinition: Min1 stationär behandelte psychische Verhaltens-/Störung durch Alkohol (F10) im Beobachtungsjahr

3.2.2 Anorexie

Anorexia nervosa (Anorexie) stellt eine ernsthafte psychische Erkrankung dar, deren stationäre Behandlung häufig erforderlich ist, etwa zur medizinischen Stabilisierung, zur intensivierten therapeutischen Betreuung oder bei akuter Gefährdungslage. Daher bietet die Analyse des stationären Versorgungsgeschehens einen wichtigen Einblick in die Versorgungsrealität sowie die Schwere und Häufigkeit solcher Krankheitsverläufe.

Da es sich bei Anorexie um eine vergleichsweise seltene Diagnose handelt, wird die Fallzahl standardisiert je 10.000 Kinder/Jugendlicher ausgewiesen. Diese Bezugsgröße erlaubt eine differenziertere Darstellung der Häufigkeit, ohne dass die Zahlen durch zu kleine Bezugswerte verzerrt oder schwer vergleichbar werden.

Jugendliche werden aufgrund einer Anorexie, verglichen mit jüngeren Altersgruppen, am häufigsten im Krankenhaus behandelt (Tabelle 23). Von 10.000 Jugendlichen wurden im Jahr 2022 ca. 15 wenigstens einmal aufgrund der Diagnose im Krankenhaus behandelt. Die Fallzahl stationär behandelter Anorexie ist bei Jugendlichen im Jahr 2022 gegenüber 2019 um 44 % gestiegen. In dieser Altersgruppe lag die Fallzahl in den Jahren 2018 bis

2019 auf konstantem Niveau und stieg 2020 und 2021 deutlich an. Im Jahr 2022 ging der Anteil der Kinder und Jugendlichen, die mindestens einen stationären Aufenthalt aufgrund von Anorexie hatten, im Vergleich zum Vorjahr leicht zurück.

Tabelle 23: Prävalenz Krankenhausfälle Anorexie je 10.000 Kinder/Jugendlicher

Diagnose	Alter	Krankenhausfälle je 10.000					Relative Differenz	
		2018	2019	2020	2021	2022	2022–19	2022–21
Anorexia nervosa (F50.0)	10–14 Jahre	2,4	2,3	2,9	3,4	3,5	+50 %	+3 %
	15–17 Jahre	7,4	7,0	9,4	11,2	11,0	+57 %	-2 %
	0–17 Jahre	2,1	1,9	2,5	2,9	2,9	+48 %	-3 %
Atypische Anorexia nervosa (F50.1)	10–14 Jahre	0,7	1,2	0,8	1,2	1,0	-21 %	-20 %
	15–17 Jahre	3,2	3,5	3,0	4,2	4,2	+18 %	0 %
	0–17 Jahre	0,8	1,0	0,7	1,1	1,0	-1 %	-5 %
Anorexie (F50.0/F50.1)	10–14 Jahre	3,1	3,6	3,6	4,6	4,5	+25 %	-3 %
	15–17 Jahre	10,6	10,6	12,3	15,4	15,2	+44 %	-1 %
	0–17 Jahre	2,9	3,0	3,2	4,0	3,9	+31 %	-3 %

Quelle: Eigene Darstellung, beruhend auf Daten der DAK-Gesundheit
Falldefinition: Min1 stationär behandelte Anorexie (ICD-10 F50.0; F50.1) im Beobachtungsjahr

Im Folgenden wird der Anteil der Mädchen zwischen 0 und 17 Jahren mit mindestens einem Krankenhausaufenthalt aufgrund einer Anorexie berichtet (Tabelle 24). Auf die Darstellung der Ergebnisse für die gleichaltrigen Jungen wird aufgrund zu geringer Fallzahlen verzichtet. Jugendliche Mädchen werden, verglichen mit jüngeren Altersgruppen, am häufigsten aufgrund einer Anorexie im Krankenhaus behandelt. Von 10.000 weiblichen Jugendlichen wurden im Jahr 2022 31 wenigstens einmal aufgrund von Anorexie im Krankenhaus behandelt. Die Fallzahl stationär behandelter Anorexie ist bei jugendlichen Mädchen seit dem Jahr 2018 stetig gestiegen, wobei im Jahr 2022 gegenüber 2019 ein Anstieg um 50 % zu verzeichnen ist.

Tabelle 24: Prävalenz Krankenhausfälle Anorexie je 10.000 Mädchen

Diagnose	Alter	Krankenhausfälle je 10.000 Mädchen					Relative Differenz	
		2018	2019	2020	2021	2022	2022–19	2022–21
Anorexia nervosa (F50.0)	10–14 Jahre	4,5	4,7	5,6	7,0	6,8	+44 %	-3 %
	15–17 Jahre	13,9	14,3	17,8	22,4	22,7	+59 %	+1 %
	0–17 Jahre	3,9	3,9	4,7	5,9	5,8	+47 %	-2 %
Atypische Anorexia nervosa (F50.1)	10–14 Jahre	1,1	2,4	1,4	2,3	1,8	-23 %	-22 %
	15–17 Jahre	5,9	6,4	4,6	8,5	8,4	+30 %	-1 %
	0–17 Jahre	1,5	1,9	1,2	2,1	2,0	+3 %	-8 %
Anorexie (F50.0/F50.1)	10–14 Jahre	5,7	7,1	7,0	9,4	8,6	+22 %	-8 %
	15–17 Jahre	19,8	20,8	22,4	30,9	31,1	+50 %	+1 %
	0–17 Jahre	5,4	5,8	5,9	8,0	7,7	+33 %	-4 %

Quelle: Eigene Darstellung, beruhend auf Daten der DAK-Gesundheit
Falldefinition: Min1 stationär behandelte Anorexie (ICD-10 F50.0; F50.1) im Beobachtungsjahr

3.3 Scharlach

Scharlach ist eine häufige bakterielle Infektionskrankheit bei Kindern, die durch Streptokokken verursacht wird. Die hochansteckende Erkrankung tritt meist gehäuft in Gemeinschaftseinrichtungen wie Kindergärten oder Schulen auf (Bundeszentrale für gesundheitliche Aufklärung (BZgA) 2024). Die Analyse auf Basis der Abrechnungsdaten der DAK-Gesundheit bestätigt, dass Scharlach insbesondere bei Kleinkindern (1 bis 4 Jahre), Grundschulkindern (5 bis 9 Jahre) und Schulkindern (10 bis 14 Jahre) vorkommt, wohingegen die Fallzahlen bei Säuglingen (0 Jahre) und Jugendlichen (15 bis 17 Jahre) gering sind. Im Jahr 2023 wurde die höchste Scharlach-Prävalenz des Beobachtungszeitraumes 2018–2023 festgestellt (Abbildung 43). In der Hochphase der COVID-19-Pandemie wurden bundesweite Eindämmungsmaßnahmen (z. B. Kontaktbeschränkungen) unternommen (Bundesministerium für Gesundheit (BMG) 2023). In dieser Zeit ist die Dokumentation von Scharlachfällen stark zurückgegangen und erreichte im Jahr 2021 einen Tiefpunkt. Zwischen 2022 und 2023 ist die Zahl der dokumentierten Diagnosen stark angestiegen.

Abbildung 43: Prävalenz von Scharlach bei Kindern zwischen 1 und 14 Jahren

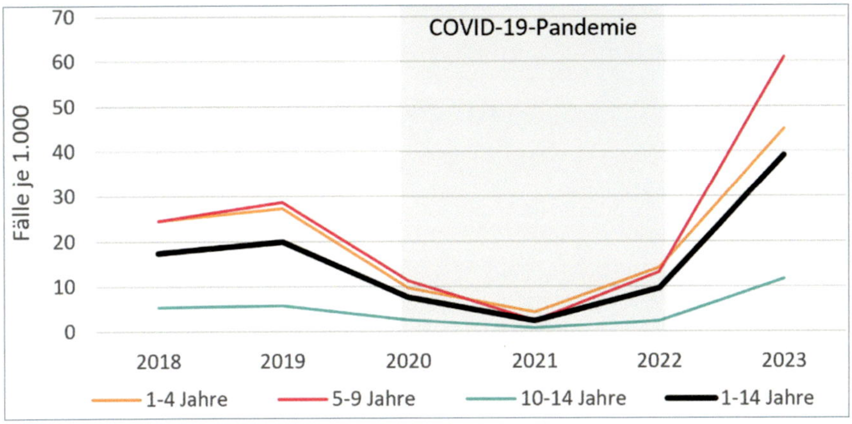

Quelle: Eigene Darstellung, beruhend auf Daten der DAK-Gesundheit
Falldefinition: Min1 ambulant und/oder stationär diagnostizierte Scharlach-Fälle (ICD-10-Code A38.-) im Beobachtungsjahr

Die höchste relative Steigerungsrate der administrativen Prävalenz zwischen 2022 und 2023 weisen die 10- bis 14-jährigen Schulkinder auf (+412 %), wobei Scharlach in dieser Altersgruppe im Vergleich zu den 1- bis 9-Jährigen seltener vorkommt (Tabelle 25). Auch für Grundschulkinder (5 bis 9 Jahre) zeigt sich zwischen 2022 und 2023 ein deutlicher Anstieg der Diagnosehäufigkeit (+365 %), wobei im Jahr 2022 13 Fälle je 1.000 Kinder beobachtet wurden und 2023 61 Fälle je 1.000 Kinder. Bei den 1- bis 4-jährigen Kleinkindern ist, ausgehend vom Jahr 2022 (14 Fälle je 1.000 Kinder) zum Jahr 2023 (45 Fälle je 1.000 Kinder), ein Anstieg der Prävalenz von Scharlach um 219 % zu verzeichnen.

Tabelle 25: Prävalenz von Scharlach je 1.000 Kinder

Alter	Geschlecht	Fälle je 1.000						Relative Differenz	
		2018	2019	2020	2021	2022	2023	2019–22	2023–22
1–4 Jahre	Gesamt	24,5	27,3	9,6	4,3	14,1	45,0	+65 %	+219 %
	Jungen	26,1	29,7	10,6	4,5	15,2	47,9	+62 %	+215 %
	Mädchen	22,9	24,8	8,6	4,1	12,9	41,9	+69 %	+225 %
5–9 Jahre	Gesamt	24,5	28,6	11,2	2,5	13,1	60,9	+113 %	+365 %
	Jungen	23,7	27,5	10,9	2,5	13,3	61,7	+124 %	+365 %
	Mädchen	25,5	29,8	11,6	2,5	12,9	60,0	+102 %	+364 %
10–14 Jahre	Gesamt	5,4	5,8	2,5	0,7	2,3	11,7	+102 %	+412 %
	Jungen	5,2	5,5	2,4	0,7	2,3	11,2	+105 %	+392 %
	Mädchen	5,7	6,1	2,7	0,7	2,3	12,1	+99 %	+434 %
1–14 Jahre	Gesamt	17,4	19,8	7,6	2,4	9,6	39,1	+97 %	+308 %
	Jungen	17,4	20,0	7,7	2,5	9,9	40,0	+100 %	+302 %
	Mädchen	17,4	19,7	7,5	2,3	9,2	38,1	+94 %	+315 %

Hinweis: Die Scharlach-Fallzahlen in den Altersgruppen der 0-Jährigen sowie der 15- bis 17-Jährigen sind für eine Auswertung zu gering.

Quelle: Eigene Darstellung, beruhend auf Daten der DAK-Gesundheit
Falldefinition: Min1 ambulant und/oder stationär diagnostizierte Scharlach-Fälle (ICD-10-Code A38.-) im Beobachtungsjahr

Hochgerechnet auf alle Kinder in Deutschland zwischen 1 und 14 Jahren traten im Jahr 2023 ca. 439.500 Scharlach-Fälle auf. Weitere Hochrechnungen können Tabelle 26 entnommen werden.

Tabelle 26: Hochrechnung Prävalenz von Scharlach

Alter	Geschlecht	2018	2019	2020	2021	2022	2023
1–4 Jahre	Gesamt	77.000	87.000	31.000	13.500	46.000	144.000
	Jungen	42.000	48.500	17.500	7.500	25.500	78.500
	Mädchen	35.000	38.500	13.500	6.500	20.500	65.500
5–9 Jahre	Gesamt	90.000	106.500	42.500	9.500	53.500	252.500
	Jungen	44.500	52.500	21.000	5.000	27.500	131.500
	Mädchen	45.500	54.000	21.500	4.500	25.500	121.000
10–14 Jahre	Gesamt	20.000	21.500	9.500	2.500	9.000	45.500
	Jungen	10.000	10.500	4.500	1.500	4.500	22.500
	Mädchen	10.000	11.000	5.000	1.500	4.500	23.000
1–14 Jahre	Gesamt	183.000	210.500	81.500	26.000	107.000	439.500
	Jungen	94.000	109.000	42.500	13.500	57.000	231.000
	Mädchen	89.000	101.500	39.000	12.500	50.000	208.500

Quelle: Eigene Darstellung, beruhend auf Daten der DAK-Gesundheit und Destatis
Falldefinition: Min1 ambulant und/oder stationär diagnostizierte Scharlach-Fälle (ICD-10-Code A38.-) im Beobachtungsjahr

3.4 Läuse

Läuse ernähren sich als Parasiten vom Blut des Menschen. Der Diagnosecode B85.- (ICD-10) umfasst Kopf-Läuse (ICD-10-Code B85.0), Kleider-Läuse (ICD-10-Code B85.1), nicht näher bezeichnete Läuse (ICD-10-Code B85.2), Filz-Läuse (ICD-10-Code B85.3) und Mischformen des Befalls von Läusen (ICD-10-Code B85.4). Übertragen werden Läuse durch Körperkontakt sowie Gegenstände wie bspw. Kleidungsstücke, Bettwäsche oder Kämme (gesund-bund.de 2022).

Im Jahr 2023 wurde der Parasitenbefall im Vergleich zu dem Vorpandemiejahr 2019 seltener dokumentiert (Abbildung 44). Allerdings wird gegenüber dem Vorjahr 2022 ein Anstieg der Fallzahlen deutlich. Nachdem die Prävalenzen in den Pandemiejahren rückläufig waren, zeichnet sich seit dem Jahr 2021 ein Trend steigender Prävalenzen ab.

Abbildung 44: Prävalenz von Filz-/Läusebefall bei Kindern zwischen 1–14 Jahren

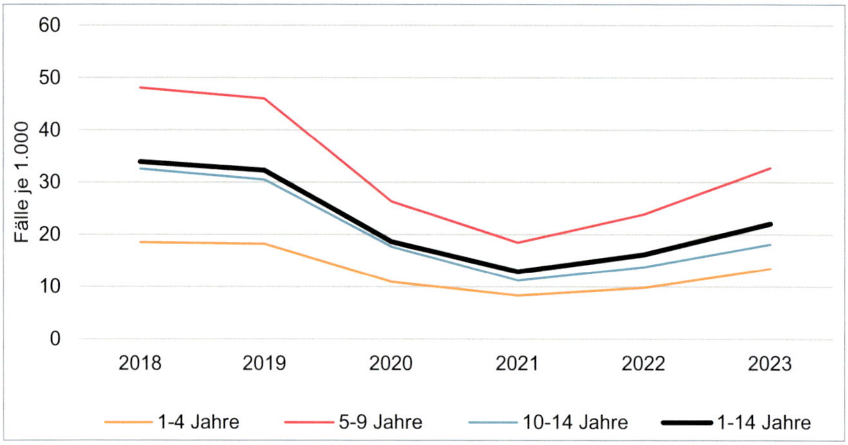

Quelle: Eigene Darstellung, beruhend auf Daten der DAK-Gesundheit und Destatis

Falldefinition: Min1 ambulant und/oder stationär diagnostizierter Filz-/Läusebefall (ICD-10-Code B85.-) im Beobachtungsjahr

Bei Mädchen wird häufiger ein Befall durch (Filz-)Läuse dokumentiert als bei den gleichaltrigen Jungen (Tabelle 27). Am stärksten ist die Altersgruppe der 5- bis 9-jährigen Grundschulkinder betroffen.

Tabelle 27: Prävalenz von Filz-/Läusebefall je 1.000 Kinder

Alter	Geschlecht	Fälle je 1.000						Relative Differenz	
		2018	2019	2020	2021	2022	2023	2023–19	2023–22
1–4 Jahre	Jungen	12,9	13,0	7,5	5,8	6,8	9,2	-28,8 %	+36,5 %
	Mädchen	24,4	23,7	14,5	11,0	13,0	17,8	-24,7 %	+36,6 %
	Gesamt	18,5	18,2	10,9	8,3	9,8	13,4	-26,3 %	+36,6 %
5–9 Jahre	Jungen	27,2	25,7	14,6	10,3	13,3	18,6	-27,5 %	+40,0 %
	Mädchen	70,2	67,4	38,7	27,0	34,9	47,5	-29,6 %	+36,1 %
	Gesamt	48,1	46,0	26,3	18,5	23,9	32,7	-28,9 %	+37,1 %
10–14 Jahre	Jungen	14,8	14,1	8,6	5,3	6,2	9,2	-35,0 %	+47,4 %
	Mädchen	51,4	47,9	27,3	17,5	21,7	27,5	-42,4 %	+26,8 %
	Gesamt	32,5	30,5	17,7	11,2	13,8	18,1	-40,6 %	+31,5 %
1–14 Jahre	Jungen	18,5	17,8	10,3	7,2	8,9	12,6	-29,0 %	+42,1 %
	Mädchen	50,1	47,5	27,4	18,9	23,9	32,0	-32,7 %	+34,2 %
	Gesamt	33,9	32,3	18,7	12,9	16,2	22,1	-31,6 %	+36,4 %

Hinweis: Die Filz-Läusebefall-Fallzahlen in den Altersgruppen der 0-Jährigen sowie der 15- bis 17-Jährigen sind für eine Auswertung zu gering.

Quelle: Eigene Darstellung, beruhend auf Daten der DAK-Gesundheit
Falldefinition: Min1 ambulant und/oder stationär diagnostizierter Filz-/Läusebefall (ICD-10-Code B85.-) im Beobachtungsjahr

Hochgerechnet auf alle Kinder und Jugendlichen in Deutschland zwischen 1 und 14 Jahren traten im Jahr 2023 ca. 248.000 Fälle von (Filz-)Läusebefall auf. Weitere Hochrechnungen können Tabelle 28 entnommen werden.

Tabelle 28: Hochrechnung Prävalenz von Filz-/Läusebefall

Alter	Geschlecht	2018	2019	2020	2021	2022	2023
1–4 Jahre	Jungen	20.500	21.000	12.500	9.500	11.500	15.000
	Mädchen	37.500	36.500	22.500	17.000	20.500	27.500
	Gesamt	58.000	58.000	35.000	26.500	32.000	43.000
5–9 Jahre	Jungen	51.000	49.000	28.500	20.500	28.000	39.500
	Mädchen	125.000	122.000	71.000	51.000	69.000	96.000
	Gesamt	176.000	171.500	99.500	72.000	97.000	135.500
10–14 Jahre	Jungen	28.500	27.000	16.500	10.000	12.500	18.500
	Mädchen	92.500	86.000	49.500	32.000	41.000	52.000
	Gesamt	120.500	113.000	65.500	42.000	53.500	70.500
1–14 Jahre	Jungen	100.000	97.000	56.500	40.000	51.000	73.000
	Mädchen	256.000	245.500	143.000	99.000	130.000	175.000
	Gesamt	356.000	342.500	199.500	139.500	181.000	248.000

Quelle: Eigene Darstellung, beruhend auf Daten der DAK-Gesundheit
Falldefinition: Min1 ambulant und/oder stationär diagnostizierter Filz-/Läusebefall (ICD-10-Code B85.-) im Beobachtungsjahr

3.5 Sprach- und Sprechstörungen

Sprach- und Sprechstörungen im Kindes- und Jugendalter können tiefgreifende Auswirkungen auf die soziale, emotionale und schulische Entwicklung haben. Sie zählen zu den häufigsten Entwicklungsauffälligkeiten und führen nicht selten zu einem erhöhten Unterstützungsbedarf im Alltag und im Bildungssystem. Die Analyse des Versorgungsgeschehens erlaubt einen Einblick in Häufigkeit sowie Altersverteilung und liefert Hinweise auf Versorgungsbedarfe. Im Jahr 2022 lag die Anzahl der DAK-versicherten Kinder und Jugendlichen im Alter von 0 bis 17 Jahren mit einer diagnostizierten Störung des Sprechens und der Sprache bei 117,6 Fällen je 1.000 (Tabelle 29), wobei die Erkrankungshäufigkeit im Vergleich zum Jahr 2018 angestiegen ist (+13 %).

Tabelle 29: Prävalenz Sprach-/Sprechstörungen je 1.000 Kinder/Jugendlicher

0–17 Jahre	Fälle je 1.000					Relative Differenz
	2018	2019	2020	2021	2022	2022–18
Jungen	123,8	128,4	131,4	137,0	139,5	+13 %
Mädchen	82,9	86,3	87,9	92,5	94,6	+14 %
Gesamt	103,9	107,9	110,2	115,3	117,6	+13 %

Quelle: Eigene Darstellung, beruhend auf Daten der DAK-Gesundheit
Falldefinition: Min1 ambulant und/oder stationär diagnostizierte umschriebene Entwicklungsstörungen des Sprechens und der Sprache (ICD-10-Code F80.-) im Beobachtungsjahr

Seit 2018 ist eine Zunahme der Diagnosehäufigkeit der Störung des Sprechens und der Sprache bei Kindern und Jugendlichen, insbesondere zwischen 5 und 9 Jahren zu beobachten (Abbildung 45). Innerhalb dieser Altersgruppe der Grundschulkinder werden die meisten Sprach- und Sprechstörungen diagnostiziert. Im Jahr 2018 lag der Anteil der Grundschulkinder zwischen 5 und 9 Jahren mit einer Sprach- und Sprechstörung bei 19,6 % und im Jahr 2022 bei 21,3 %. Jungen erhielten häufiger als die gleichaltrigen Mädchen die Diagnose F80: Bei Jungen lag der Anteil im Jahr 2022 bei 25,1 % (2018: 23,2 %) und bei Mädchen bei 17,3 % (2018: 15,9 %).

Abbildung 45: Prävalenz Sprach-/Sprechstörungen je 1.000 Kinder/Jugendlicher

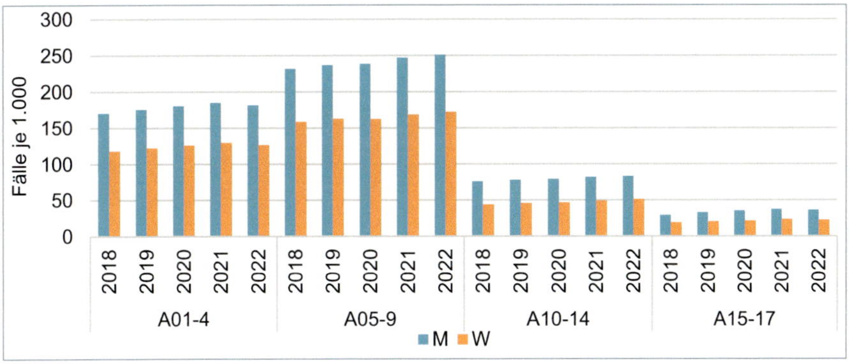

Quelle: Eigene Darstellung, beruhend auf Daten der DAK-Gesundheit
Falldefinition: Min1 ambulant und/oder stationär diagnostizierte umschriebene Entwicklungsstörungen des Sprechens und der Sprache (ICD-10-Code F80.-) im Beobachtungsjahr

3.6 Kurzsichtigkeit

Kurzsichtigkeit wird am häufigsten bei Jugendlichen (15–17 Jahre) diagnostiziert (Tabelle 30). Mit zunehmendem Alter wird deutlich, dass Kurzsichtigkeit bei Mädchen häufiger festgestellt wird als bei den gleichaltrigen Jungen.

Tabelle 30: Prävalenz von Kurzsichtigkeit je 1.000 Kinder/Jugendlicher

Alter	Geschlecht	Fälle je 1.000					Relative Differenz	
		2019	2020	2021	2022	2023	2023–19	2023–22
0 Jahre	Gesamt	0,9	0,9	0,9	1,1	1,2	+27 %	+5 %
	Jungen	1,1	0,8	0,9	1,5	1,2	+13 %	-17 %
	Mädchen	0,8	1,1	0,8	0,7	1,1	+47 %	+54 %
1–4 Jahre	Gesamt	9,5	8,7	10,0	9,1	9,3	-3 %	+1 %
	Jungen	9,9	9,3	10,5	9,1	9,3	-6 %	+2 %
	Mädchen	9,1	8,0	9,4	9,2	9,2	2 %	0 %
5–9 Jahre	Gesamt	25,9	24,3	26,7	25,9	25,6	-1 %	-1 %
	Jungen	25,6	23,8	26,3	25,8	25,7	0 %	0 %
	Mädchen	26,3	24,9	27,1	26,1	25,4	-3 %	-3 %
10–14 Jahre	Gesamt	74,9	71,5	73,0	70,0	69,2	-8 %	-1 %
	Jungen	63,9	61,6	62,3	60,9	60,1	-6 %	-1 %
	Mädchen	86,6	81,9	84,3	79,6	78,8	-9 %	-1 %
15–17 Jahre	Gesamt	102,8	94,1	94,1	87,7	85,2	-17 %	-3 %
	Jungen	83,8	76,4	77,5	73,1	70,3	-16 %	-4 %
	Mädchen	123,1	112,9	111,8	103,2	101,2	-18 %	-2 %
0–17 Jahre	Gesamt	48,5	44,9	45,9	43,6	43,0	-11 %	-1 %
	Jungen	42,1	39,1	40,1	38,6	38,0	-10 %	-2 %
	Mädchen	55,3	51,0	51,9	48,9	48,2	-13 %	-1 %

Quelle: Eigene Darstellung, beruhend auf Daten der DAK-Gesundheit
Falldefinition: Min1 ambulant und/oder stationär diagnostizierte Kurzsichtigkeit (ICD-10-Code H52.1) im Beobachtungsjahr

Innerhalb des Beobachtungszeitraums (2019 bis 2023) hat sich die Diagnosehäufigkeit von Kurzsichtigkeit hinsichtlich der jüngeren Kinder zwischen 0 und 9 Jahren auf einem relativ gleichbleibenden Niveau entwickelt (Abbildung 46 und Abbildung 47). Hinsichtlich der älteren Altersgruppe der 10- bis 17-Jährigen kann ein Rückgang der Erkrankungshäufigkeit von Kurzsichtigkeit beobachtet werden.

Abbildung 46: Prävalenz von Kurzsichtigkeit je 1.000 Jungen

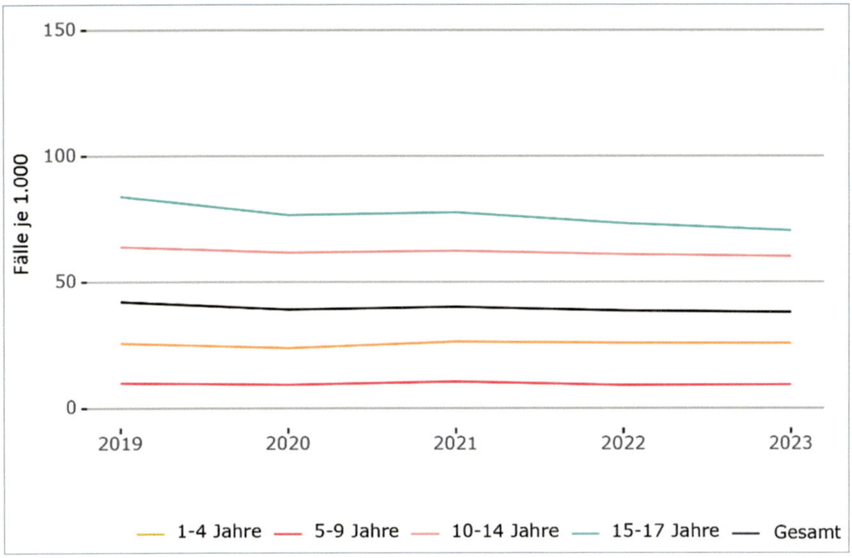

Quelle: Eigene Darstellung, beruhend auf Daten der DAK-Gesundheit
Falldefinition: Min1 ambulant und/oder stationär diagnostizierte Kurzsichtigkeit (ICD-10-Code H52.1) im Beobachtungsjahr

Abbildung 47: Prävalenz von Kurzsichtigkeit je 1.000 Mädchen

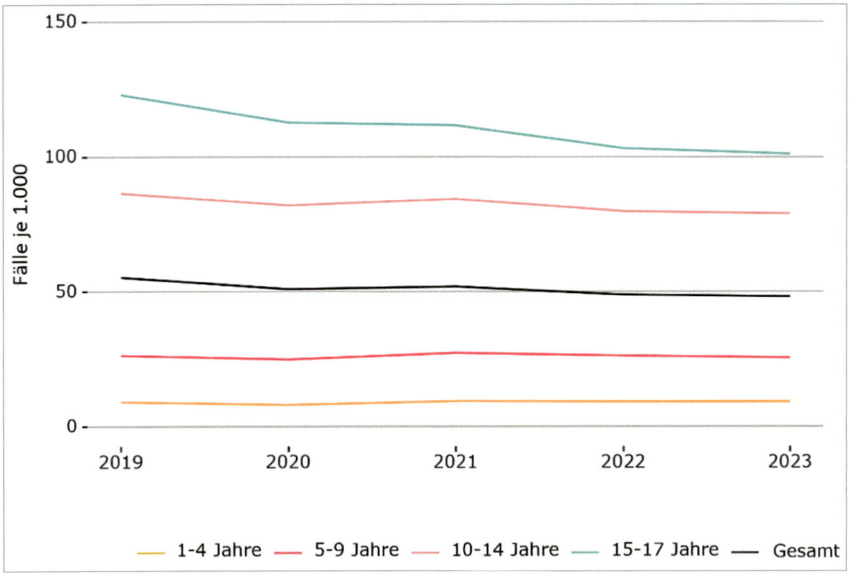

Quelle: Eigene Darstellung, beruhend auf Daten der DAK-Gesundheit
Falldefinition: Min1 ambulant und/oder stationär diagnostizierte Kurzsichtigkeit (ICD-10-Code H52.1) im Beobachtungsjahr

Anhang

Anhang 1: Gruppierte Anzahl der Messstationen zur Erfassung der Luftbelastung

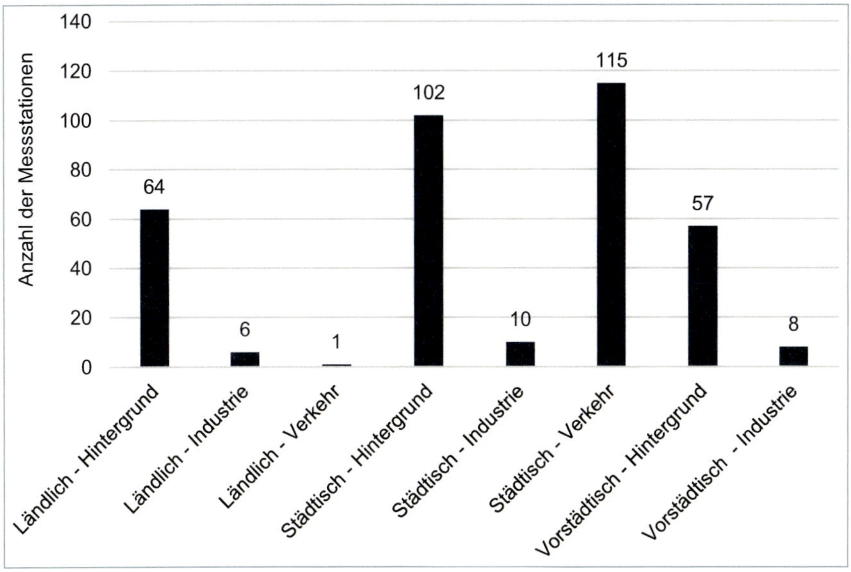

Quelle: Eigene Darstellung, beruhend auf Daten des UBA

Anhang 2: Forsa-Fragebogen

Einleitungstext:

Derzeit führt forsa eine bundesweite Befragung von Eltern und Kindern zu Gesundheitsthemen durch. Für die Beantwortung der Fragen benötigen Sie und Ihr Kind insgesamt etwa 15 bis 20 Minuten. Die Untersuchung dient ausschließlich wissenschaftlichen Zwecken. Selbstverständlich unterliegt die Studie dem Datenschutz. Die Teilnahme ist freiwillig. Alle erhobenen Daten werden anonymisiert erfasst und streng vertraulich behandelt. Rückschlüsse auf Ihre Person/Ihren Haushalt sind nicht möglich.

Der Ablauf der Studie ist folgender: Der Fragebogen teilt sich in zwei Blöcke auf. Der erste Fragenblock richtet sich an Sie. Der zweite Fragenblock soll von Ihrem Kind beantwortet werden. Dabei ist es wichtig, dass Ihr Kind die Fragen möglichst für sich allein beantwortet. Die Befragung kann jederzeit unterbrochen und zu einem späteren Zeitpunkt fortgesetzt werden, wenn dies nötig ist.

Die folgenden Fragen beziehen sich – aus statistischen Gründen – nur auf das Kind zwischen 10 und 17 Jahren, das als letztes Geburtstag hatte. Bitte beantworten Sie alle Fragen immer nur bezogen auf dieses Kind und lassen Sie dieses Kind anschließend an der Kinder- und Jugendlichen-Befragung teilnehmen.

Themenkomplex	Code der Frage	Frage	Antwortmöglichkeiten
Fragenkatalog für Eltern			
Einleitung und Screening	S1	Haben Sie Kinder im Alter von 10 bis 17 Jahren, die bei Ihnen im Haushalt leben?	• ja, ein Kind in diesem Alter • ja, mehrere Kinder in diesem Alter • nein, kein Kind (in diesem Alter) • keine Angabe
	S2	Wie alt ist Ihr Kind?	• 10 Jahre • 11 Jahre • … • 17 Jahre • keine Angabe
	S3	Und ist Ihr Kind…?	• ein Mädchen • ein Junge • divers • keine Angabe
	S4	Sind Sie und Ihr Kind damit einverstanden und bereit, an dieser Studie teilzunehmen?	• ja • nein • keine Angabe
Fragen zum Thema „Hitzebelastung"	H1	In den letzten Jahren gab es in Deutschland immer mal wieder Temperaturen um oder sogar über 30 Grad, die sich auch auf die Gesundheit auswirken können. Wenn Sie einmal an die letzten 6 Jahre zurückdenken: Welche der folgenden gesundheitlichen Probleme bzw. Beschwerden hatten **Sie selbst** innerhalb der letzten 6 Jahre durch Hitze?	• Kreislaufbeschwerden • Kopfschmerzen • Konzentrationsschwierigkeiten • Allergien • Appetitlosigkeit • Schlafprobleme • Schwindel • Abgeschlagenheit/Müdigkeit • Übelkeit oder Magenverstimmung • Atembeschwerden • vermehrtes Schwitzen • psychische Belastungen (z. B. Stress, Ängste, Verwirrtheit) • andere gesundheitliche Probleme, und zwar: *(Freitext)* • Ich hatte in den letzten 6 Jahren keine gesundheitlichen Probleme durch Hitze. • weiß nicht/keine Angabe
	H2	Und waren Sie aufgrund dieser hitzebedingten gesundheitlichen Probleme in den letzten 6 Jahren bei einem Arzt? *(Folgefrage, abhängig von H1)*	• Ja, ich war beim Arzt. • Ja, ich musste in die Notaufnahme. • Nein, ich war nicht beim Arzt, aber es wäre sinnvoll gewesen. • Nein, es war nicht nötig, einen Arzt aufzusuchen. • weiß nicht/keine Angabe

Themenkomplex	Code der Frage	Frage	Antwortmöglichkeiten
	H3	Wie gut fühlen Sie sich darüber informiert, wie Sie sich bei hohen Temperaturen am besten verhalten sollten, um sich vor der Hitze und deren gesundheitlichen Folgen zu schützen?	• sehr gut • eher gut • eher schlecht • sehr schlecht • weiß nicht/keine Angabe
	H4	Denken Sie jetzt bitte einmal an Ihr Kind zwischen 10 und 17 Jahren. Wenn Sie an die letzten 6 Jahre zurückdenken: Welche der folgenden gesundheitlichen Probleme bzw. Beschwerden hatte **Ihr Kind** innerhalb der letzten 6 Jahre durch Hitze?	• Kreislaufbeschwerden • Kopfschmerzen • Allergien • Appetitlosigkeit • Schlafprobleme • Schwindel • Abgeschlagenheit/Müdigkeit • Übelkeit oder Magenverstimmung • Atembeschwerden • vermehrtes Schwitzen • psychische Belastungen (z. B. Stress, Ängste, Verwirrtheit) • andere gesundheitliche Probleme, und zwar: *(Freitext)* • Mein Kind hatte in den letzten 6 Jahren keine gesundheitlichen Probleme durch Hitze. • weiß nicht/keine Angabe
	H5	Und war Ihr Kind aufgrund dieser hitzebedingten gesundheitlichen Probleme in den letzten 6 Jahren bei einem Arzt? *(Folgefrage, abhängig von H4)*	• Ja, mein Kind war beim Arzt. • Ja, mein Kind musste in die Notaufnahme. • Nein, mein Kind war nicht beim Arzt, aber es wäre sinnvoll gewesen. • Nein, es war nicht nötig, einen Arzt aufzusuchen. • weiß nicht/keine Angabe
	H6	Was würden Sie sagen: Wie gut ist Ihr Kind darüber informiert, wie es sich bei hohen Temperaturen am besten verhalten sollte, um sich vor der Hitze und deren gesundheitlichen Folgen zu schützen?	• sehr gut • eher gut • eher schlecht • sehr schlecht • weiß nicht/keine Angabe

Themenkomplex	Code der Frage	Frage	Antwortmöglichkeiten
	H7	Welche der folgenden Maßnahmen ergreifen **Sie selbst** normalerweise, um sich bei dauerhaft hohen Temperaturen vor Hitze zu schützen?	• ausreichend trinken (Wasser, gekühlte Tees, Saftschorlen) • leicht essen (mehrere kleine Mahlzeiten, frische und kühle Nahrungsmittel) • Körper kühl halten (luftige Kleidung, kühlende Lotionen) • die Wohnräume kühl halten (geschlossene und abgedunkelte Fenster, Lüften nur morgens und abends) • Verlagerung von anstrengenden körperlichen Aktivitäten in die Morgen- und Abendstunden (z. B. schwere Arbeiten, Einkäufe, Erledigungen, Sport) • Aufsuchen von kühlen Orten (Schatten, kühle Innenräume) • nichts davon • weiß nicht/keine Angabe
	H8	Haben Sie schon einmal mit einem Arzt (z. B. Hausarzt, Kinderarzt) über empfehlenswerte Verhaltensanpassungen bei Hitze gesprochen?	• ja • nein • weiß nicht/keine Angabe
Fragen zum Thema „Politische Bedeutung/Klimaschutz"	P1	Inwieweit machen Sie sich Sorgen, dass wiederkehrende Hitzeperioden und andere Folgen des Klimawandels **Ihrer Gesundheit** schaden könnten?	Ich mache mir deswegen… • sehr große Sorgen. • eher große Sorgen. • weniger große Sorgen. • keine Sorgen. • weiß nicht/keine Angabe
	P2	Und inwieweit machen Sie sich Sorgen, dass wiederkehrende Hitzeperioden und andere Folgen des Klimawandels **der Gesundheit Ihres Kindes** schaden könnten?	Ich mache mir deswegen… • sehr große Sorgen. • eher große Sorgen. • weniger große Sorgen. • keine Sorgen. • weiß nicht/keine Angabe
	P3	Was meinen Sie: Unternehmen die folgenden Akteure in Deutschland alles in allem zu wenig, genug oder zu viel für den Klimaschutz?	*Auswahl aus* die Politik, die Schulen, die Bevölkerung, die Wirtschaft bzw. die Unternehmen, Deutschland insgesamt • tun bzw. tut zu wenig • tun bzw. tut genug • tun bzw. tut zu viel • weiß nicht/keine Angabe

Themenkomplex	Code der Frage	Frage	Antwortmöglichkeiten
Fragen zum Thema „Luftqualität"	L1	Was meinen Sie: Wie gut ist die Luftqualität in Ihrem Wohnort derzeit?	• sehr gut • eher gut • eher schlecht • sehr schlecht • weiß nicht/keine Angabe
	L2	Wenn Sie einmal an die letzten 6 Jahre zurückdenken: Welche der folgenden gesundheitlichen Probleme bzw. Beschwerden hatten **Sie selbst** innerhalb der letzten 6 Jahre aufgrund schlechter Luftqualität bzw. durch Luftverschmutzung?	• Kreislaufbeschwerden • Kopfschmerzen • Konzentrationsschwierigkeiten • Husten • Schlafprobleme • Schwindel • Allergien • Atemwegserkrankungen (z. B. Asthma, COPD) • psychische Belastungen (z. B. Stress, Ängste, Verwirrtheit) • andere gesundheitliche Probleme, und zwar: *(Freitext)* • Ich hatte in den letzten 6 Jahren keine gesundheitlichen Probleme durch schlechte Luftqualität. • weiß nicht/keine Angabe
	L3	Und waren Sie aufgrund dieser gesundheitlichen Probleme durch schlechte Luftqualität in den letzten 6 Jahren bei einem Arzt? *(Folgefrage, abhängig von L2)*	• Ja, ich war beim Arzt. • Ja, ich musste in die Notaufnahme. • Nein, ich war nicht beim Arzt, aber es wäre sinnvoll gewesen. • Nein, es war nicht nötig, einen Arzt aufzusuchen. • weiß nicht/keine Angabe
	L4	Was würden Sie sagen: Wie hat sich die Qualität der Luft in Deutschland seit Ihrer Geburt entwickelt? Hat sich die Luftqualität in Deutschland seitdem eher verbessert oder eher verschlechtert?	• deutlich verbessert • etwas verbessert • nicht verändert • etwas verschlechtert • deutlich verschlechtert • weiß nicht/keine Angabe
	L5	Wie gut fühlen Sie sich darüber informiert, wie Sie sich am besten verhalten sollten, um sich vor möglichen gesundheitlichen Folgen einer schlechten Luftqualität in Ihrer Umgebung zu schützen?	• sehr gut • eher gut • eher schlecht • sehr schlecht • weiß nicht/keine Angabe

Themenkomplex	Code der Frage	Frage	Antwortmöglichkeiten
	L6	Wenn Sie einmal an die letzten 6 Jahre zurückdenken: Welche der folgenden gesundheitlichen Probleme bzw. Beschwerden hatte **Ihr Kind** innerhalb der letzten 6 Jahre aufgrund schlechter Luftqualität bzw. durch Luftverschmutzung?	• Kreislaufbeschwerden • Kopfschmerzen • Konzentrationsschwierigkeiten • Husten • Schlafprobleme • Schwindel • Allergien • Atemwegserkrankungen (z. B. Asthma, COPD) • psychische Belastungen (z. B. Stress, Ängste, Verwirrtheit) • andere gesundheitliche Probleme, und zwar: *(Freitext)* • Mein Kind hatte in den letzten 6 Jahren keine gesundheitlichen Probleme durch schlechte Luftqualität. • weiß nicht/keine Angabe
	L7	Und war Ihr Kind aufgrund dieser gesundheitlichen Probleme durch schlechte Luftqualität in den letzten 6 Jahren bei einem Arzt? *(Folgefrage, abhängig von L6)*	• Ja, mein Kind war beim Arzt. • Ja, mein Kind musste in die Notaufnahme. • Nein, mein Kind war nicht beim Arzt, aber es wäre sinnvoll gewesen. • Nein, es war nicht nötig, einen Arzt aufzusuchen. • weiß nicht/keine Angabe
	L8	Was würden Sie sagen: Wie gut ist Ihr Kind darüber informiert, wie es sich am besten verhalten sollte, um sich vor schlechter Luftqualität bzw. deren Folgen zu schützen?	• sehr gut • eher gut • eher schlecht • sehr schlecht • weiß nicht/keine Angabe

Themenkomplex	Code der Frage	Frage	Antwortmöglichkeiten
Fragenkatalog für Kinder/Jugendliche			
Fragen zum Thema „Hitzebelastung"	$H_{(kj)}1$	In den letzten Jahren gab es in Deutschland immer mal wieder Temperaturen um oder sogar über 30 Grad, die sich auch auf die Gesundheit auswirken können. Wenn Du einmal an die letzten 6 Jahre zurückdenkst: Welche der folgenden gesundheitlichen Probleme bzw. Beschwerden hattest Du innerhalb der letzten 6 Jahre durch Hitze?	• Kreislaufbeschwerden • Kopfschmerzen • Allergien • Appetitlosigkeit • Schlafprobleme • Schwindel • Abgeschlagenheit/Müdigkeit • Übelkeit oder Magenverstimmung • Atembeschwerden • vermehrtes Schwitzen • psychische Belastungen (z. B. Stress, Ängste, Verwirrtheit) • andere gesundheitliche Probleme, und zwar: *(Freitext)* • Ich hatte in den letzten 6 Jahren keine gesundheitlichen Probleme durch Hitze. • weiß nicht/keine Angabe
	$H_{(kj)}2$	Und warst Du wegen dieser gesundheitlichen Probleme durch Hitze in den letzten 6 Jahren bei einem Arzt? *(Folgefrage, abhängig von $H_{(kj)}1$)*	• Ja, ich war beim Arzt. • Ja, ich musste in die Notaufnahme. • Nein, ich war nicht beim Arzt, aber es wäre sinnvoll gewesen. • Nein, es war nicht nötig, einen Arzt aufzusuchen. • weiß nicht/keine Angabe
	$H_{(kj)}3$	Wie gut fühlst Du Dich darüber informiert, wie Du Dich bei hohen Temperaturen am besten verhalten solltest, um Dich vor der Hitze und deren gesundheitlichen Folgen zu schützen?	• sehr gut • eher gut • eher schlecht • sehr schlecht • weiß nicht/keine Angabe

Themenkomplex	Code der Frage	Frage	Antwortmöglichkeiten
	$H_{(kj)}4$	Welche der folgenden Dinge machst Du normalerweise, um Dich bei dauerhaft hohen Temperaturen vor Hitze zu schützen?	• ausreichend trinken (Wasser, gekühlte Tees, Saftschorlen) • leicht essen (mehrere kleine Mahlzeiten, frische und kühle Nahrungsmittel) • Körper kühl halten (luftige Kleidung, kühlende Lotionen) • die Wohnräume kühl halten (geschlossene und abgedunkelte Fenster, Lüften nur morgens und abends) • Verlagerung von anstrengenden körperlichen Aktivitäten in die Morgen- und Abendstunden (z. B. Einkäufe, Erledigungen, Sport) • Aufsuchen von kühlen Orten (Schatten, kühle Innenräume) • nichts davon • weiß nicht/keine Angabe
	$H_{(kj)}5$	Hast Du schon einmal mit einem Arzt (z. B. Hausarzt, Kinderarzt) über Empfehlungen gesprochen, wie man sich bei Hitze am besten verhalten sollte?	• ja • nein • weiß nicht/keine Angabe
Fragen zum Thema „Politische Bedeutung/Klimaschutz“	$P_{(kj)}1$	Machst Du Dir Sorgen, dass häufige Hitzewellen und andere Folgen des Klimawandels Deiner Gesundheit schaden könnten?	Ich mache mir deswegen… • sehr große Sorgen. • eher große Sorgen. • weniger große Sorgen. • keine Sorgen. • weiß nicht/keine Angabe
	$P_{(kj)}2$	Was meinst Du: Tun die folgenden Gruppen bzw. Einrichtungen in Deutschland alles in allem zu wenig, genug oder zu viel für den Klimaschutz?	*Auswahl aus* die Politik, die Schulen, die Bevölkerung, die Wirtschaft bzw. die Unternehmen, Deutschland insgesamt • tun bzw. tut zu wenig • tun bzw. tut genug • tun bzw. tut zu viel • weiß nicht/keine Angabe
Fragen zum Thema „Luftqualität“	$L_{(kj)}1$	Was meinst Du: Wie gut ist die Luftqualität in Deinem Wohnort derzeit?	• sehr gut • eher gut • eher schlecht • sehr schlecht • weiß nicht/keine Angabe

Themenkomplex	Code der Frage	Frage	Antwortmöglichkeiten
	$L_{(kj)}2$	Wenn Du einmal an die letzten 6 Jahre zurückdenkst: Welche der folgenden gesundheitlichen Probleme bzw. Beschwerden hattest Du innerhalb der letzten 6 Jahre wegen schlechter Luftqualität bzw. durch Luftverschmutzung?	• Kreislaufbeschwerden • Kopfschmerzen • Konzentrationsschwierigkeiten • Husten • Schlafprobleme • Schwindel • Allergien • Atemwegserkrankungen (z. B. Asthma, COPD) • psychische Belastungen (z. B. Stress, Ängste, Verwirrtheit) • andere gesundheitliche Probleme, und zwar: *(Freitext)* • Ich hatte in den letzten 6 Jahren keine gesundheitlichen Probleme durch schlechte Luftqualität. • weiß nicht/keine Angabe
	$L_{(kj)}3$	Und warst Du wegen dieser gesundheitlichen Probleme durch schlechte Luftqualität in den letzten 6 Jahren bei einem Arzt? *(Folgefrage, abhängig von $L_{(kj)}2$)*	• Ja, ich war beim Arzt. • Ja, ich musste in die Notaufnahme. • Nein, ich war nicht beim Arzt, aber es wäre sinnvoll gewesen. • Nein, es war nicht nötig, einen Arzt aufzusuchen. • weiß nicht/keine Angabe
	$L_{(kj)}4$	Was würdest Du sagen: Wie hat sich die Qualität der Luft in Deutschland seit Deiner Geburt entwickelt? Hat sich die Luftqualität in Deutschland seitdem eher verbessert oder eher verschlechtert?	• deutlich verbessert • etwas verbessert • nicht verändert • etwas verschlechtert • deutlich verschlechtert • weiß nicht/keine Angabe
	$L_{(kj)}5$	Wie gut fühlst Du Dich darüber informiert, wie Du Dich am besten verhalten solltest, um Dich vor möglichen gesundheitlichen Folgen einer schlechten Luftqualität in Deiner Umgebung zu schützen?	• sehr gut • eher gut • eher schlecht • sehr schlecht • weiß nicht/keine Angabe

Quelle: Eigene Darstellung, beruhend auf Daten von forsa

Abkürzungsverzeichnis

ATC	Anatomisch-Therapeutisch-Chemische Klassifikation
CDC	Climate Data Center – Klimadatenzentrum
COPD	Chronic Obstructive Pulmonary Disease – Chronisch obstruktive Lungenerkrankung
DALY	Diability-Adjusted Life Years – Behinderungsadjustierte Lebensjahre
DWD	Deutscher Wetterdienst
FSME	Frühsommer-Meningoenzephalitis
ICD-10-GM	International Statistical Classification of Diseases and Related Health Problems (10th Revision, German Modification) – Internationale statistische Klassifikation der Krankheiten und verwandter Gesundheitsprobleme
KAnG	Klimaanpassungsgesetz
KLUG	Deutsche Allianz Klimawandel und Gesundheit
KW	Kalenderwoche, Kalenderwochen
KWRA	Klimawirkungs- und Risikoanalyse
NH_3	Ammoniak
NMVOC	Non-Methane Volatile Organic Compounds – Flüchtige organische Verbindungen
NO_2	Stickstoffdioxid
NO_X	Stickstoffoxid; Stickoxid
PM	Particulate Matter – Feinstaub
PM_{10}	Feinstaubpartikel mit einer Größe von bis zu 10 µm
$PM_{2,5}$	Feinstaubpartikel mit einer Größer von bis zu 2,5 µm
SDG	Sustainable Development Goal – Ziele für nachhaltige Entwicklung
SGB V	Fünftes Sozialgesetzbuch
SO_2	Schwefeldioxid
UBA	Umweltbundesamt
UV-Strahlung	Ultraviolette Strahlung
WHO	World Health Organization – Weltgesundheitsorganisation
YLD	Years Lived with Disability – Jahre mit Behinderung gelebt
YLL	Years of Life Lost due to premature mortality – Durch vorzeitige Sterblichkeit verlorene Lebensjahre

Abbildungsverzeichnis

Tabellenverzeichnis

Literaturverzeichnis

Bergmann, Karl-Christian; Brehler, Randolf; Endler, Christina; Höflich, Conny; Kespohl, Sabine; Plaza, Maria et al. (2023): Auswirkungen des Klimawandels auf allergische Erkrankungen in Deutschland. In: *Journal of Health Monitoring* 8 (S4), S. 82–110.

Breitner-Busch, Susanne; Mücke, Hans-Guido; Schneider, Alexandra; Hertig, Elke (2023): Auswirkungen des Klimawandels auf nicht-übertragbare Erkrankungen durch erhöhte Luftschadstoffbelastungen der Außenluft. Online verfügbar unter www.rki.de/DE/Content/Gesundheitsmonitoring/Gesundheitsberichterstattung/GBEDownloadsJ/Focus/JHealthMonit_2023_S4_Luftschadstoffe_Sachstandsbericht_Klimawandel_Gesundheit.pdf?__blob=publicationFile, zuletzt geprüft am 07.09.2023.

Brienen, Susanne; Walter, Andreas; Brendel, Christoph; Fleischer, Claudius; Ganske, Anette; Haller, Michael; Helms, Martin (2020): Klimawandelbedingte Änderungen in Atmosphäre und Hydrosphäre. Schlussbericht des Schwerpunktthemas Szenarienbildung (SP-101) im Themenfeld 1 des BMVI-Expertennetzwerks. Online verfügbar unter www.bmdv-expertennetzwerk.bund.de/DE/Publikationen/TFSPTBerichte/SPT101.pdf;jsessionid=765D053A1CD6ADA8B6B7B21DE3B05C5A.live11311?__blob=publicationFile&v=8, zuletzt geprüft am 15.03.2024.

Brzezińska-Pawłowska, Olga E.; Rydzewska, Anna D.; Łuczyńska, Marta; Majkowska-Wojciechowska, Barbara; Kowalski, Marek L.; Makowska, Joanna S. (2016): Environmental factors affecting seasonality of ambulance emergency service visits for exacerbations of asthma and COPD. In: *The Journal of asthma: official journal of the Association for the Care of Asthma* 53 (2), S. 139–145.

Bundesministerium für Gesundheit (2020): Asthma. Online verfügbar unter https://gesund.bund.de/asthma#ursachen, zuletzt geprüft am 08.01.2024.

Bundesministerium für Gesundheit (2023): Hitzeschutzplan für Gesundheit des BMG. Online verfügbar unter www.bundesgesundheitsministerium.de/fileadmin/Dateien/3_Downloads/H/Hitzeschutzplan/230727_BMG_Hitzeschutzplan.pdf, zuletzt geprüft am 05.04.2024.

Bundesministerium für Gesundheit (BMG) (2023): Coronavirus-Pandemie: Was geschah wann? Online verfügbar unter www.bundesgesundheitsministerium.de/coronavirus/chronik-coronavirus, zuletzt geprüft am 24.02.2025.

Bundesministerium für Umwelt, Naturschutz, nukleare Sicherheit und Verbraucherschutz (o. J.): Ratgeber für Kitas, Grundschulen und Eltern: Hitze, UV-Strahlung, Luftschadstoffe, Allergene, Mücken und Schildzecken. Online verfügbar unter www.bmuv.de/fileadmin/Daten_BMU/Download_PDF/Klimaanpassung/ratgeber_verhalten_hitze_kitas_bf.pdf, zuletzt geprüft am 15.04.2024.

Bundesregierung (2021): Deutsche Nachhaltigkeitsstrategie. Weiterentwicklung 2021. Online verfügbar unter www.bundesregierung.de/resource/blob/975274/1873516/9d73d857a3f7f0f8df5ac1b4c349fa07/2021-03-10-dns-2021-finale-langfassung-barrierefrei-data.pdf?download=1, zuletzt geprüft am 19.02.2024.

Bundesregierung (2023): Gesetzentwurf eines Bundes-Klimaanpassungsgesetzes (KAnG). Online verfügbar unter www.bmuv.de/fileadmin/Daten_BMU/Download_PDF/Glaeserne_Gesetze/20._Lp/kang_gesetz/Entwurf/kang_entwurf_bf.pdf, zuletzt geprüft am 28.08.2023.

Bundeszentrale für gesundheitliche Aufklärung (BZgA) (2024): Scharlach. Online verfügbar unter www.infektionsschutz.de/erregersteckbriefe/scharlach/, zuletzt geprüft am 24.02.2025.

Deutsche Allianz Klimawandel und Gesundheit (2021): Für eine klimagerechte Gesundheitsversorgung in Deutschland. Online verfügbar unter www.klimawandel-gesundheit.de/wp-content/uploads/2021/03/20210317-KLUG-klimagerechte-Gesundheitsversorgung.pdf, zuletzt geprüft am 28.08.2023.

Deutsche Gesellschaft für Pneumologie und Beatmungsmedizin (DGP); Deutschen Gesellschaft für Allgemeinmedizin und Familienmedizin (DEGAM) (2024): S2k-Leitlinie. Klimabewusste Verordnung von Inhalativa. Online verfügbar unter https://register.awmf.org/assets/guidelines/053-059l_S2k_Klimabewusste-Verordnung-Inhalativa_2024–04.pdf, zuletzt geprüft am 16.04.2024.

Deutscher Wetterdienst (2023): Hitzewelle. Online verfügbar unter www.dwd.de/DE/service/lexikon/Functions/glossar.html?lv3=624852&lv2=101094, zuletzt geprüft am 29.08.2023.

Deutscher Wetterdienst (2024a): CDC (Climate Data Center). Online verfügbar unter www.dwd.de/DE/klimaumwelt/cdc/cdc_node.html, zuletzt geprüft am 03.04.2024.

Deutscher Wetterdienst (2024b): Climate Data Center. Online verfügbar unter https://cdc.dwd.de/portal/, zuletzt geprüft am 08.01.2024.

Deutscher Wetterdienst (2024c): Zeitreihen und Trends. Online verfügbar unter www.dwd.de/DE/leistungen/zeitreihen/zeitreihen.html#buehneTop, zuletzt geprüft am 25.03.2024.

Deutsches Ärzteblatt (2024): Strengere Grenzwerte bis 2030: EU verschärft Standards für Luftqualität. Online verfügbar unter www.aerzteblatt.de/nachrichten/149444/Strengere-Grenzwerte-bis-2030-EU-verschaerft-Standards-fuer-Luftqualitaet?rt=b0d4267927087e1262f4931eb5acff81, zuletzt geprüft am 22.02.2024.

Europäische Stiftung für Allergieforschung (ECARF) (2021): 700 Berliner Stadtbäume laut Baumbericht gestorben. ECARF-Stiftung und Politik fordern allergikerfreundliche Aufforstung. Online verfügbar unter www.ecarf.org/presse/700-berliner-stadtbaeume-laut-baumbericht-gestorben-ecarf-stiftung-und-politik-fordern-allergikerfreundliche-aufforstung/, zuletzt geprüft am 22.02.2024.

Gebhardt, Nadja; van Bronswijk, Katharina; Bunz, Maxie; Müller, Tobias; Niessen, Pia; Nikendei, Christoph (2023): Scoping Review zu Klimawandel und psychischer Gesundheit in Deutschland – Direkte und indirekte Auswirkungen, vulnerable Gruppen, Resilienzfaktoren. Online verfügbar unter www.rki.de/DE/Content/Gesundheitsmonitoring/Gesundheitsberichterstattung/GBEDownloadsJ/Focus/JHealthMonit_2023_S4_Psychische_Gesundheit_Sachstandsbericht_Klimawandel_Gesundheit.pdf?__blob=publicationFile, zuletzt geprüft am 07.09.2023.

gesund-bund.de (2022): ICD-10-Code: B85 Pedikulose [Läusebefall] und Phthiriasis [Filzläusebefall]. Online verfügbar unter https://gesund.bund.de/icd-code-suche/b85, zuletzt geprüft am 24.02.2025.

Gottschalk, Constanze; Fleischer, Julia; Gräfe, Lutz; Sobottka, Armin; Oppermann, Hanna; Benkwitz, Frank (2011): Belastung einzuschulender Kinder mit Umweltschadstoffen – Ergebnisse der Schulanfängerstudie Sachsen-Anhalt. Online verfügbar unter www.umweltbundesamt.de/sites/default/files/medien/515/publikationen/umid0211_0.pdf, zuletzt geprüft am 30.08.2023.

Helmholtz Klima Initiative (2020): Factsheet No. 04. Thema: Direct Air Capture. Online verfügbar unter www.helmholtz-klima.de/sites/default/files/medien/dokumente/Factsheet%2004_Direct%20Air%20Capture.pdf, zuletzt geprüft am 19.02.2024.

Hickman, Caroline; Marks, Elizabeth; Pihkala, Panu; Clayton, Susan; Lewandowski, R. Eric; Mayall, Elouise E. et al. (2021): Climate anxiety in children and young people and their beliefs about government responses to climate change: a global survey. In: *The Lancet. Planetary health* 5 (12), e863-e873.

Intergovernmental Panel on Climate Change (IPCC) (2023): Synthesebericht zum Sechsten IPCC-Sachstandsbericht (AR6). Online verfügbar unter www.de-ipcc.de/media/content/Hauptaussagen_AR6-SYR.pdf, zuletzt geprüft am 07.09.2023.

KLUG (2023): Kinder vor den Folgen der Klimakrise schützen. Online verfügbar unter www.klimawandel-gesundheit.de/wp-content/uploads/2023/11/Positionspapier-Kinder-vor-den-Folgen-der-Klimakrise-schuetzen.pdf, zuletzt geprüft am 30.11.2023.

Landrigan, Philip J.; Kimmel, Carole A.; Correa, Adolfo; Eskenazi, Brenda (2004): Children's health and the environment: public health issues and challenges for risk assessment. In: *Environmental health perspectives* 112 (2), S. 257–265.

Laussmann, D.; Haftenberger, M.; Langen, U.; Eis, D. (2012): Einflussfaktoren für Asthma bronchiale bei Kindern und Jugendlichen in Deutschland. Ergebnisse der KiGGS-Studie. In: *Bundesgesundheitsblatt, Gesundheitsforschung, Gesundheitsschutz* 55 (3), S. 308–317.

Lenton, Timothy M.; Held, Hermann; Kriegler, Elmar; Hall, Jim W.; Lucht, Wolfgang; Rahmstorf, Stefan; Schellnhuber, Hans Joachim (2008): Tipping elements in the Earth's climate system. In: *Proceedings of the National Academy of Sciences of the United States of America* 105 (6), S. 1786–1793.

Ministerium für Soziales, Gesundheit und Integration. Landesgesundheitsamt (2024): Gesundheit + Hitze. Online verfügbar unter www.gesundheitsamt-bw.de/lga/de/themen/gesundheit-umwelt/gesundheit-hitze/, zuletzt geprüft am 26.02.2024.

Murray, Christopher J. L. et al. (2020): Global burden of 87 risk factors in 204 countries and territories, 1990–2019: a systematic analysis for the Global Burden of Disease Study 2019. In: *The Lancet* 396 (10258), S. 1223–1249.

Pawlitzki, Melanie; Luschkova, Daria; Traidl-Hoffmann, Claudia (2023): Auswirkungen der Klimakrise auf die Gesundheit in Deutschland. In: Jürgen Graalmann, Eckart von Hirschhausen, Kerstin Blum und Günther Bachmann (Hg.): Jetzt oder nie: Nachhaltigkeit im Gesundheitswesen. Ökologisch. Ökonomisch. Menschlich. Digital. Berlin: Medizinisch Wissenschaftliche Verlagsgesellschaft, S. 15–22.

Richtlinie 2008/50/EG des Europäischen Parlaments und des Rates vom 21.05.2008 in seiner Fassung vom 18.09.2015: Luftqualität und saubere Luft für Europa. Online verfügbar unter https://eur-lex.europa.eu/legal-content/DE/TXT/?uri=CELEX%3A32008L0050, zuletzt geprüft am 19.02.2024.

Schlegel, Irmela; Muthers, Stefan; Matzarakis, Andreas (2021): Einfluss des Klimawandels auf die Morbidität und Mortalität von Atemwegserkrankungen. Online verfügbar unter www.umweltbundesamt.de/sites/default/files/medien/479/publikationen/uug_04–2021_einfluss_des_klimawandels_auf_die_morbiditaet_und_mortalitaet_von_atemwegserkrankungen.pdf, zuletzt geprüft am 07.09.2023.

Stolz, Daiana; Mkorombindo, Takudzwa; Schumann, Desiree M.; Agusti, Alvar; Ash, Samuel Y.; Bafadhel, Mona et al. (2022): Towards the elimination of chronic obstructive pulmonary disease: a Lancet Commission. In: *The Lancet* 400 (10356), S. 921–972.

Umweltbundesamt (2008): Kipp-Punkte im Klimasystem. Welche Gefahren drohen? Online verfügbar unter www.umweltbundesamt.de/sites/default/files/medien/publikation/long/3283.pdf, zuletzt geprüft am 21.11.2023.

Umweltbundesamt (2016): Grundlagen des Klimawandels. Online verfügbar unter www.umweltbundesamt.de/themen/klima-energie/grundlagen-des-klimawandels, zuletzt geprüft am 06.02.2024.

Umweltbundesamt (2018): COPD. Online verfügbar unter www.umweltbundesamt.de/themen/gesundheit/umweltmedizin/copd, zuletzt geprüft am 08.01.2024.

Umweltbundesamt (2021a): Klima und Treibhauseffekt. Online verfügbar unter www.umweltbundesamt.de/themen/klima-energie/klimawandel/klima-treibhauseffekt#grundlagen, zuletzt geprüft am 06.02.2024.

Umweltbundesamt (2021b): Übereinkommen von Paris. Online verfügbar unter www.umweltbundesamt.de/themen/klima-energie/internationale-eu-klimapolitik/uebereinkommen-von-paris#ziele-des-ubereinkommens-von-paris-uvp, zuletzt geprüft am 28.08.2023.

Umweltbundesamt (2021c): Umwelt, Gesundheit und soziale Lage. Online verfügbar unter www.umweltbundesamt.de/daten/umwelt-gesundheit/umwelt-gesundheit-soziale-lage#sozial-und-gesundheitlich-benachteiligt, zuletzt geprüft am 30.08.2023.

Umweltbundesamt (2022a): Die Risiken des Klimawandels für Deutschland. Ergebnisse der Klimawirkungs- und Risikoanalyse 2021 sowie Schlussfolgerungen der Interministeriellen Arbeitsgruppe „Anpassung an den Klimawandel". Online verfügbar unter www.umweltbundesamt.de/sites/default/files/medien/376/publikationen/2022_fachbroschure_die_risiken_des_klimawandels_fur_deutschland_220218.pdf, zuletzt geprüft am 11.09.2023.

Umweltbundesamt (2022b): FAQ umweltbedingte Krankheitslasten. Online verfügbar unter www.umweltbundesamt.de/themen/gesundheit/belastung-des-menschen-ermitteln/umweltbedingte-krankheitslasten/faq-umweltbedingte-krankheitslasten#was-sind-disability-adjusted-life-years-dalys, zuletzt geprüft am 30.08.2023.

Umweltbundesamt (2022c): Feinstaub. Online verfügbar unter www.umweltbundesamt.de/themen/luft/luftschadstoffe-im-ueberblick/feinstaub, zuletzt geprüft am 08.01.2024.

Umweltbundesamt (2023a): Feinstaub-Belastung. Online verfügbar unter www.umweltbundesamt.de/daten/luft/feinstaub-belastung#feinstaubkonzentrationen-in-deutschland, zuletzt geprüft am 20.03.2024.

Umweltbundesamt (2023b): Gesundheitliche Bedeutung von Feinstaub. Online verfügbar unter www.umweltbundesamt.de/daten/umwelt-gesundheit/gesundheitsrisiken-durch-feinstaub, zuletzt geprüft am 30.08.2023.

Umweltbundesamt (2023c): Gesundheitsrisiken durch Hitze. Online verfügbar unter www.umweltbundesamt.de/daten/umwelt-gesundheit/gesundheitsrisiken-durch-hitze#gesundheitsrisiko-hitze, zuletzt geprüft am 30.08.2023.

Umweltbundesamt (2023d): Stickstoffoxide. Online verfügbar unter www.umweltbundesamt.de/themen/luft/luftschadstoffe-im-ueberblick/stickstoffoxide#undefined, zuletzt geprüft am 12.01.2024.

Umweltbundesamt (2023e): Überarbeitung der Richtlinie zur Luftqualität. Online verfügbar unter www.umweltbundesamt.de/themen/luft/regelungen-strategien/luftreinhaltung-in-der-eu/ueberarbeitung-der-richtlinie-zur-luftqualitaet, zuletzt geprüft am 19.02.2024.

Umweltbundesamt (2023f): Wirkungen auf die Gesundheit. Online verfügbar unter www.umweltbundesamt.de/themen/luft/wirkungen-von-luftschadstoffen/wirkungen-auf-die-gesundheit#aussenluft, zuletzt geprüft am 28.08.2023.

Umweltbundesamt (2024): Air Data API (UBA). Online verfügbar unter www.umweltbundesamt.de/daten/luft/luftdaten/doc, zuletzt geprüft am 03.04.2024.

United Nations International Children's Emergency Fund (UNICEF) (2021): The climate crisis is a child rights crisis. Online verfügbar unter www.unicef.org/media/105376/file/UNICEF-climate-crisis-child-rights-crisis.pdf, zuletzt geprüft am 29.08.2023.

United Nations International Children's Emergency Fund (UNICEF) (2022): Heatwaves Report. The coldest year of the rest of their lives. Protecting children from the escalating impacts of heatwaves. Online verfügbar unter www.unicef.de/_cae/resource/blob/315286/612ac538e2fb10a7d347ed-6da333aac2/heatwaves-report-pdf-data.pdf, zuletzt geprüft am 28.08.2023.

Universitätsklinikum Leipzig (o. J.): Klimatische Veränderungen und ihre Auswirkungen auf die Lunge. Online verfügbar unter www.uniklinikum-leipzig.de/Seiten/klimawandel-allergien.aspx, zuletzt geprüft am 29.08.2023.

WHO (2018a): Air Pollution and Child Health. Prescribing clean air. Online verfügbar unter https://iris.who.int/bitstream/handle/10665/275545/WHO-CED-PHE-18.01-eng.pdf?sequence=2, zuletzt geprüft am 10.01.2024.

WHO (2018b): Heat and Health. Online verfügbar unter www.who.int/news-room/fact-sheets/detail/climate-change-heat-and-health, zuletzt geprüft am 28.08.2023.

WHO (2021a): Climate change and health. Online verfügbar unter www.who.int/news-room/fact-sheets/detail/climate-change-and-health, zuletzt geprüft am 28.08.2023.

WHO (2021b): WHO global air quality guidelines. Particulate matter (PM2.5 and PM10), ozone, nitrogen dioxide, sulfur dioxide and carbon monoxide. Online verfügbar unter https://iris.who.int/bitstream/handle/10665/345329/9789240034228-eng.pdf, zuletzt geprüft am 11.01.2024.

Winklmayer, Claudia; Matthies-Wiesler, Franziska; Muthers, Stefan; Buchien, Sebastian; Kuch, Bernhard; Der Heiden, Matthias an; Mücke, Hans-Guido (2023): Hitze in Deutschland: Gesundheitliche Risiken und Maßnahmen zur Prävention. In: *Journal of Health Monitoring* 8 (S4), S. 3–34.

Zanobetti, Antonella; Ryan, Patrick H.; Coull, Brent A.; Luttmann-Gibson, Heike; Datta, Soma; Blossom, Jeffrey et al. (2024): Early-Life Exposure to Air Pollution and Childhood Asthma Cumulative Incidence in the ECHO CREW Consortium. In: *JAMA network open* 7 (2), 1–14. DOI: 10.1001/jamanetworkopen.2024.0535.

Zhang, Yunquan; Yu, Chuanhua; Wang, Lu (2017): Temperature exposure during pregnancy and birth outcomes: An updated systematic review of epidemiological evidence. In: Environmental Pollution 225, S. 700–712.

Kontaktdaten der Autorinnen und Autoren

VANDAGE GmbH

Detmolder Straße 30

33604 Bielefeld

Mail: hey@vandage.de